医者にがんと言われたら最初に読む本

中川恵一

X-Knowledge

はじめに

がんと診断されると、ほとんどの人は強いショックを受けます。そのことは、私自身も経験しています。すでに何度も原稿に書いたことですが、2018年12月9日、当直していた病院で、自分の肝臓をエコー（超音波）で定期チェックしていたところ、膀胱がんを発見してしまったのです。精密検査の結果は早期がんでしたが、内視鏡手術などの治療を受け、現在も再発の有無を確認するため、定期観察を続けています。

私ががんと診断されて、ショックを受けたのは、「自分はがんにならない」と思い込んでいたからです。おそらく、本書の読者も同じように考えている（いた）のではないでしょうか。なぜなら、人間だけが死を避けようとする生き物だからです。人間は誰でも、いつか死ぬ存在であることが、頭ではわかっています。一方で、普段は自分の死について考えないようにもしています。がんという病気は、忘れていた死を呼び起こす病気なので、誰もがあわててしまうのです。

私の大好きなネコという動物は、自分がいつか死ぬとは思っていません。ネコは今だけを生きているので、死を恐れることもありません。がんという病気についてまわる死の問題は、早期がんであっても、進行がんであっても、考えておく必要がありま す。本書ではこの問題についても触れています。

また、今だけを生きるネコとは対照的に、がんの手術で痛い思いをしたり、抗がん剤の副作用に人間が耐えられるのは、今の生活を犠牲にして未来の時間を得たいからです。未来を考えている動物も人間だけです。

未来を得るために、がん治療の選択はとても重要です。医師がすすめるからといって、自分にとって最良の治療法であるとは限りません。例えば、私の専門である放射線治療（抗がん剤と併用もある）は、がんの種類によっては手術と同等、あるいはそれ以上の効果を持つケースもあります。医師が選択肢を示さない場合、患者さんに知識がなければ、こうした治療法を選ぶことはできません。

がん予防の生活習慣を心がけたり、がん検診を受けれていれば、がんになる確率や、がんで死ぬ確率は大きく下がります。しかし、それでもがんになる人もいます。そのときのために本書を活用してください。

中川恵一

目次

第2章 超早期発見でがんは撲滅できる？

第3章 がんが見つかったら行うこと、知っておくこと10の心得

第4章 このがんはこの治療法を選べ

第5章 がんとともに生きるには

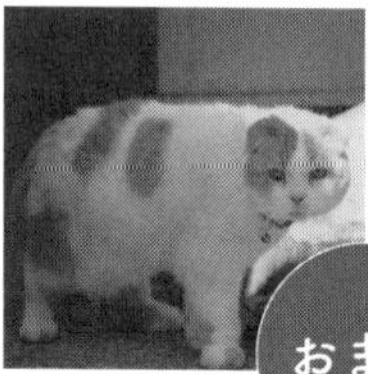

おまけ

ネコから学ぶがんのトリセツ

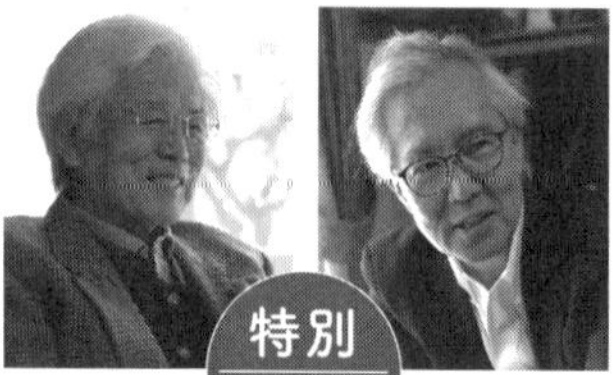

特別対談

恩師・養老孟司先生との対話

装丁／大場君人
本文デザイン／平野智大（マイセンス）
取材・執筆／福士 斉
写真／渡辺七奈
印刷／シナノ書籍印刷

第1章

がんは予防できる病気

がんは「死に至る病」という誤解

がんは日本人の死因のトップで、全死亡者数の３割弱、年間37万以上の人がこの病気で亡くなっています。また死亡数も年々増えていて、１９８５年頃と比べると、約２倍にもなっています。

年齢とともに、がんが死因になる割合も増えていきます。男性では65～69歳がピークで、この年代のがん死亡数は死因の半分弱を占めます。女性は55～59歳がピークで、６割近くががんで亡くなります。

こんなデータを最初に見せられると、「やっぱりがんは死ぬ病気なのか？」と思う人が多いのではないかと思います。しかし、がんになった人のすべてが亡くなるわけではありません。

現在は日本人の男性３人に２人、女性２人に１人が生涯で何らかのがんにかかります。がんが増えている最大の理由は高齢化です。年齢とともにがんになる人は増えていきます。がんは遺伝子の老化に関わる病気ですから、高齢になるほどがんが増えるのは当然のことなのです。

一方で若い人のがんも増えています。毎年、日本人の100万人以上が新たにがんと診断されていますが、その約3割が20～64歳の働く世代です。この年齢のがん罹患率は2000年から10年の間に約9万人増えました。

若い人のがんが増えてきた理由の1つに、検査が普及してきたことがあると考えられます。がん検診の受診率はまだ2～3割と低いのですが、企業の健康診断や人間ドック、ほかの病気の検査などでたまたま見つかるケースが少なくないからです。

このようながんを「偶発がん」と言います。1980年代前半は5％程度だった偶発がんは、検査技術が発達した現在では80％にも達しています。若い人のがんはここに含まれているのです。

がんは早期発見ができれば治る病気です。がんは「5年生存率」といって、治療して5年たったら治癒したとされますが、がん全体の5年生存率は65％程度です。早期がんに限ると95％が治癒します。だからこそ早期発見が大事なのです。

なぜ日本人はがん検診を受けないのか？

先ほど述べたように、がん検診の受診率はいまだ2～3割程度です。早期発見すれば治るがんが多いのに、どうして日本人は検診を受けないのでしょうか？

内閣府が調査した『がん検診未受診の理由』で1番多いのは「受ける時間がないから」（30・6％）です。働いている人はこの理由をあげるかもしれません。大企業であれば会社で検診を受けますが、問題は中小企業の従業員です。それぞれが市区町村の住民検診を受けるにしても、その時間は仕事を休まなければならないからです。しかし経営者が配慮して、住民検診を受けることを推奨すれば問題は解決します。住民検診のコストは５００～１０００円くらいですから、会社が負担してもたいした金額にはなりません。

2位は「健康状態に自信があり、必要性を感じないから」（29・2％）です。しかし

がん検診未受診の理由

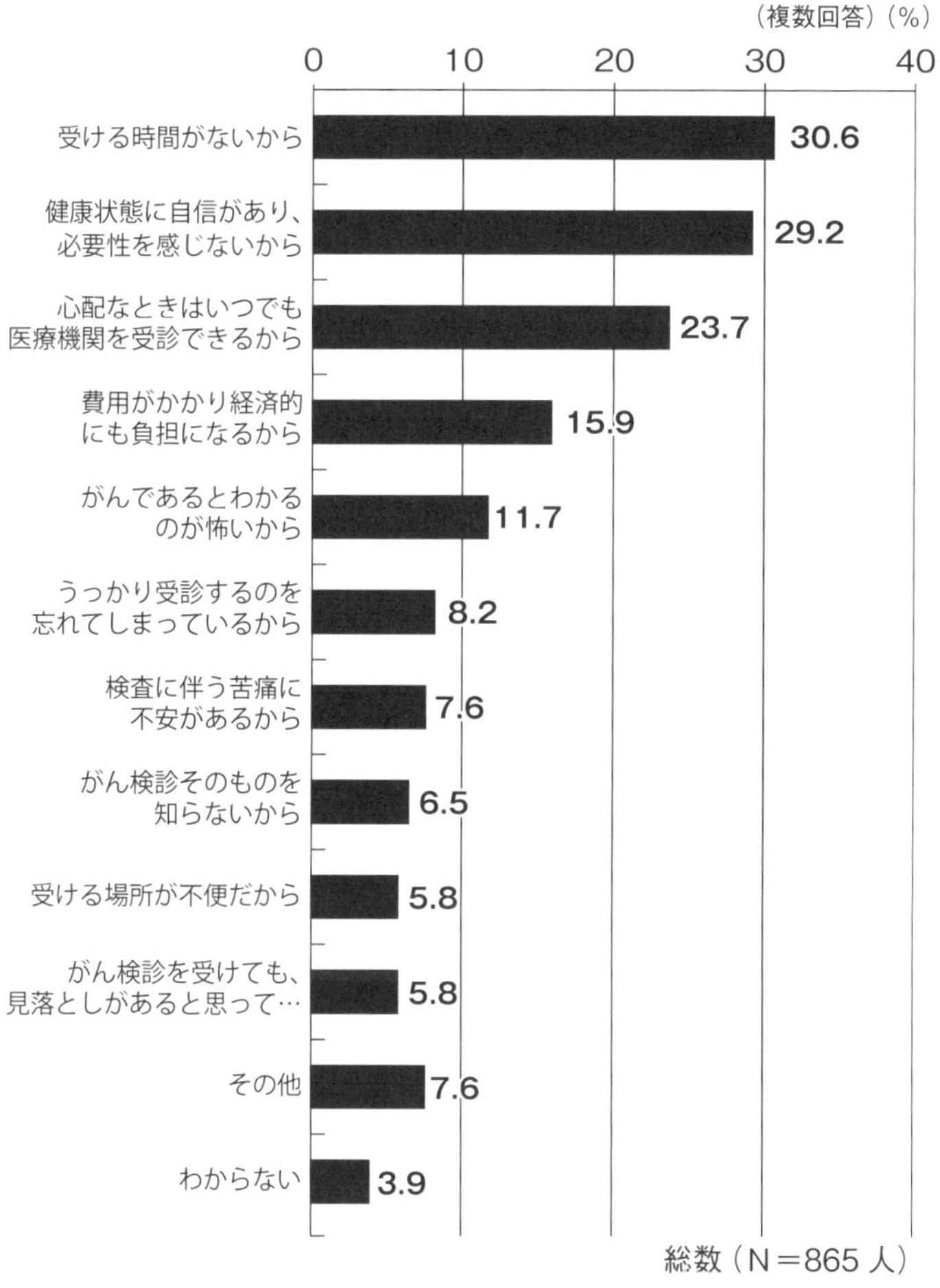

出典：平成28年11月がん対策に関する世論調査（内閣府大臣官房政府広報室）

これは検診を受けない理由になりません。私もそうでしたが、早期がんでは自覚症状がありません。絶好調の人でもがんになるのです。

3位の「必要なときはいつでも医療機関を受診できるから」（23・7％）も同じです。医療機関を受診するのは症状があるときですから、これも理由になりません。

4位の「費用がかかり経済的にも負担になるから」（15・9％）は、先ほど述べたように、お金がほとんどかからない住民検診を受ければ解決します。

5位の「がんであるとわかるのが怖いから」（11・7％）に至っては頭を抱えてしまいます。がん治療は一種の情報戦といえますが、これではがんと闘うことを最初から放棄しているようなものです。

がんで命を落とさないための秘訣は「がんを知る」こと。がんに限らず、日本人は健康や医療に対するリテラシーに欠けていると指摘されています。この場合のリテラシーとは、がんという病気を正しく理解する能力のことです。

ヘルスリテラシーの国際比較調査では「医師から言われたことを理解するのが難しい」と答えた日本人は44％でした。これに対し、欧州連合（EU）8カ国の平均値は15％。ヘルスリテラシー先進国と言われるオランダは9％でした。「病気の治療に関する情報を見つけるのは難しい」と答えた割合も日本が53％なのに対し、ＥＵは27％、オランダは12％でした。

ヘルスリテラシーの低い人ほど病気や治療に関する知識が少なく、がん検診や予防接種などを利用しないため、病気の症状に気づきにくく、死亡率も高いことがわかっています。

韓国ががん検診率50％を達成した訳

アメリカの検診率は８割近くで、検診率が増えるとともに、大腸がんなどが減ってきています。

一方、日本は男性の肺がん検診が50％を超えましたが、それ以外は50％以下のままです。

厚生労働省はがん検診の受診率50％を当面の目標にしてきましたが、まだ達成できていません。ところが日本の隣の韓国では早々と50％を達成しているのです。

新型コロナウイルスを早々に抑えこんだことで、韓国は世界から高く評価されましたが、それを成し遂げた理由の1つが「ＩＴ管理」です。

日本のマイナンバーにあたる韓国の「住民登録番号」は医療分野でも使われていて、がん登録やがん検診にも利用されています。ほとんどすべての情報がオンラインで管理されているので、新規に乳がんと登録された人が受けていた検診結果を簡単にチェックすることができます。また、がん検診の正確さも評価できます。このようなチェックを受けると、検診機関も未受診を減らす努力が求められます。

日本もすべてのがん患者の情報を国が管理していますが、ＩＴ化されていないため、がん登録に際して、名前や住所、生年月日などによる「名寄せ」をいちいち行わなければなりません。しかし名寄せではＩＴ管理のような正確な運用はできません。このため、未受診者を把握するのが難しいのです。

がん検診で早期発見できるがん

市区町村で行われている住民検診では、肺がん、胃がん、大腸がん、乳がん、子宮頸がんの検診が行われています。このうち大腸がん、乳がん、子宮頸がんの検診は死亡リスクを下げることが国際的に証明されています。また肺がんと胃がんも有効性があるとして推奨されています。この「5つのがん検診」は受けなければ損なのです。

肺がん検診には、胸部X線検査（40歳以上／1年に1回）と喀痰《かくたん》細胞診（50歳以上で喫煙指数［1日の喫煙本数×喫煙年数］が600以上、あるいは40歳以上で6カ月以内に血痰のあった人が受けられる）があります。

胸部X線検査は、胸のレントゲン撮影です。喀痰細胞診は検査キットをもらい、自宅で痰を採取したものを提出します。

肺がんはステージ1で見つかれば、肺がん全体で治癒率約8割、喫煙しない人にも発症する「肺腺がん」では9割近い治癒率です。

大腸がん検診は便潜血検査（40歳以上／1年に1回）です。いわゆる検便で、がんの危険性がある人を絞り込むための検査です。この検査で引っかかれば、大腸内視鏡検査などの精密検査へと進みます。

がんがあっても、1回の検査でがんが見つかる確率は45%くらいですが、2回調べると70%が見つかります。2年受ければ91%、3年受ければ97%のがんを発見できることになります。

胃がん検診は、胃部X線検査または胃内視鏡検査（いずれも50歳以上／2年に1回、あるいは40歳以上／毎年でも可）です。

胃部X線検査は、バリウム検査とも呼ばれますが、造影剤のバリウムを飲んで、レントゲン撮影します。胃内視鏡検査は、胃カメラ検査です。悪性度の高いスキルス性胃がんはバリウム検査では見つけにくいので、定期的に胃カメラ検査を受けていれば、早期発見が可能です。胃内視鏡検診は市区町村によって実施にばらつきがありますが、今後増えてくると思われます。

乳がん検診はマンモグラフィー検査（40歳以上／2年に1回）、乳房専用のレントゲン撮影です。

女性にできるがんの中で1番多いのが乳がんで、年間5万人が発症し、約1万人が亡くなっていますが、早期発見の5年生存率は約98％です。

エコー（超音波）検査も有効ですが、住民検診では受けられません。また乳がんの早期発見には検診だけでなく、セルフチェックも重要です。

子宮頸がん検診（20歳以上／2年に1回）は、子宮頸部の細胞をブラシなどでこすりとる検査です。

年間約8000人が発症し、約2500人が死亡している子宮頸がんですが、患者数は減少傾向にあるものの、若年発症が増えています。

検診で上皮内（粘膜）に限られている段階でがんを発見できれば、5年生存率はほぼ100％で、もっとも初期であれば子宮も温存できます。

ピロリ菌の除菌治療で胃がんを予防

1990年代まで日本で1番多かったがんは、胃がんです。現在も5万人近くが亡くなっています。しかし、前述したように胃がん検診は住民検診で受けられます。早期発見しやすいがんの1つでもあるのです。

胃がんを減らすには、胃がん検診の受診率を上げることと、もう1つ、ピロリ菌対策を行うことが重要です。

胃がんの原因の約98％がピロリ菌感染であると推定されています。ピロリ菌は免疫が未完成な5歳くらいまでに感染し、胃炎につながります。日本人の場合は、慢性胃炎を発症した人の8割以上が「萎縮性胃炎」へと進行します。このうち1％未満と多くはありませんが、萎縮性胃炎から「分化型胃がん」へと進行すると言われています。

萎縮性胃炎による胃粘膜の萎縮の程度が高いほど、胃がんができやすいことがわかっています。逆に言えば、長期間のピロリ菌感染によって萎縮が進まないうちに除菌治療を受ければ胃がんは予防できます。ピロリ菌は抗生物質などを1週間飲むことで除菌できるようになりました。

胃潰瘍や胃炎などの患者さんを対象とした調査では、10年間で胃がんになった人の割合は、ピロリ菌に感染している人で約3％、感染していない人では1人も発症しませんでした。

ただし除菌しても胃がんリスクがゼロになるわけではありません。除菌した人は定期的な検査をやめてしまう人が少なくありませんが、もともと感染がない人と比べれば胃がんのリスクは高いのです。除菌後も定期的な検査をけっして怠ってはいけません。

ピロリ菌は井戸水や母親など大人からの食物の口移しで感染します。1970年代には、日本人の4人に3人が感染していました。しかし、90年代には感染率が5割に減り、最近では35％まで減少しています。そのため、若い世代の感染率は減少の一途をたどっています。

がんにならない生活習慣

がんを早期発見するには、がん検診を受けたり、ピロリ菌がある人は除菌することが重要です。それとともにおすすめしたいのが、がんを予防する生活を心がけることです。

がんは予防ができる病気です。禁煙や節酒はよく知られていますが、それ以外の予防法でおすすめしたいのが運動です。

新型コロナウイルスの感染予防のため、2020年4月から6月にかけて、ステイホームが要請され、国民の多くが運動不足に陥ってしまいましたが、運動不足はがんの発症リスクを高めます。運動は多ければ多いほどがんリスクを減らすので、工夫して運動を心がけるようにしたいものです。


食事では同じものばかり食べないことが大切です。例えば健康によいと人気の玄米やヒジキには、発がん性のある無機ヒ素が含まれています。無機ヒ素は微量ながら白米にも含まれているため、国際がん研究機関は、米を最もリスクが高い「グループ1」に分類しています。内閣府食品安全委員会は、ヒ素について食品からの摂取は問題がないとしていますが、含有量の多い玄米の過剰摂取はおすすめできません。

逆に減らさないほうがよい食品は肉です。がんと診断されると、肉類を一切口にしなくなる患者さんが多いのですが、がんの進行を抑えるというエビデンス（科学的根拠）はまったくありません。

むしろがん発症後はもちろん、がん予防のためにもたんぱく質が豊富な肉や乳製品はしっかりとったほうがよいのです。
66歳以上の高齢者では、高たんぱく質の食事をとる人は、低たんぱく質の人に比べて、がん死亡率が60％低いという研究結果もあります。

意外なところでは、コーヒーにがん予防効果があることが知られています。コーヒーを1日5杯以上飲む人は、肝臓がんのリスクが4分の1に低下するという研究があります。

宮城県の約3万9000人を対象にした調査でも、コーヒーを飲む人は、口腔がん、咽頭がん、食道がんのリスクが5割程度低くなっています。コーヒーが苦手でない人は毎日飲むようにするとよいでしょう。

過度のアルコールががんを増やす

前述したように、よく知られているがん予防法に禁煙と節酒があります。実際、日本人男性の発がん原因のトップは喫煙で、第2位がピロリ菌や肝炎ウイルスなどの感染症、第3位が飲酒です。この3つが男性の発がん原因の9％を占めています。日本人男性の場合、日本酒を毎日4合飲むと、大腸がんになるリスクは3倍になるといわれています。また3合でもがん全体の罹患リスクは1・6倍にもなります。

特にお酒を飲むと顔が赤くなる人が飲みすぎると、食道がんや喉頭《こうとう》がんになる危険性が非常に高まります。

お酒に含まれるアルコールは、肝臓でアセトアルデヒドという発がん性のある物質に分解されます。しかし、アセトアルデヒドは、2型アセトアルデヒド脱水素酵素（ALDH2）によって分解され、解毒されます。

ALDH2の遺伝子には、分解力の強い型（正常型）と、乏しい型（欠損型）があり、両親からどちらかを受け継ぎます。両親からともに欠損型を受け継いたのが完全欠損型で、まったく飲めない下戸になります。ただし、この人たちはそもそもお酒を飲まないので、飲酒によるがんのリスクは問題になりません。

一方、ともに両親から正常型を受け継いだ、いわゆる酒豪の人は、アセトアルデヒドができにくいので、がんの危険性は低くなります。もっとも、このタイプはアルコール中毒が心配です。

問題なのは両親から受け継いだ遺伝子のうち、どちらか一方が欠損型である「部分欠損型」です。

このタイプは日本人の45％を占めていて、お酒を飲むと顔が赤くなるという特徴があります。アセトアルデヒドを分解する力が十分ではないので、大量に飲むと体内にアセトアルデヒドがたまります。これが血管を拡張させるため、顔が赤くなると同時に、がんのリスクを高めるのです。

大量の飲酒を続けると、食道がんのリスクは95倍になるというデータもありますから、顔が赤くなる人は適量にとどめましょう。

アルコール＋たばこでがんのリスクは急増

お酒を飲んでも、たばこを吸わなければ、がん全体のリスクが上がらないというデータがあります。40～59歳の男性約3万5０００人を10年間追跡調査した大規模な疫学研究では、「ときどき飲む」という人を「1」としたときの相対リスクは、お酒の適量といわれる「1日1合未満」の場合、喫煙者は1・69ですが、非喫煙者は0・87と逆に低下しているのです。

3合以上の多量飲酒の場合は、非喫煙者はほとんどリスクが上がっていませんでしたが、喫煙者は倍以上になります。つまり飲酒によるがんのリスクは、喫煙がプラスされると確実に高くなっていくのです。

ただし、口腔がん、咽頭《いんとう》がん、食道がんなど、飲んだお酒が通過する部位のがんや、アセトアルデヒドを分解する肝臓のがんは別です。これらのがんは「飲酒関連がん」と呼ばれているように、たばこを吸わなくても、飲酒量が増えれば発がんリスクは確実に増加します。

お酒を1日2~3合飲む非喫煙男性は、お酒をときどき飲む非喫煙男性に比べて、がん発生率が3倍以上、1日3合以上では5倍弱になります。ここに喫煙が加わると、がんになるリスクはさらに高まります。

前述のお酒を飲むと顔が赤くなる部分欠損型の人が、大量にお酒を飲み、たばこを吸うと食道がんのリスクが桁違いに増えるので、注意が必要です。

ちなみに、私はお酒を飲みますが、たばこは吸いません。日本人男性の喫煙は、1965年には8割以上でしたが、現在は3割を切っています。その一方で、私のようなたばこを吸わない酒飲みが増えています。

このタイプは飲酒関連がんの予防が大切です。食道がんではアルコールの他、熱い食べ物や飲み物を避けることも有効です。また野菜や果物を積極的に摂取することでも食道がんのリスクを下げることができます。

肝臓がんはコーヒーが有効です。前述したように、1日5杯以上のコーヒーでリスクは4分の1になります。

とはいえ、最も大事なことは飲みすぎないことです。これらの生活習慣を心がけながら、お酒は適量を嗜《たしな》むようにしてください。

受動喫煙で亡くなる人は年間1万5000人

お酒は飲む人にしか害を与えませんが、たばこは吸う本人だけでなく周囲の人の発がんリスクも高めます。

受動喫煙でも肺がんになるリスクは1・3倍に高まり、脳卒中などのリスクも高めることが明らかになっています。

受動喫煙対策を強化する改正健康増進法の施行により、2020年4月から、全国の学校や保育園、幼稚園、病院、行政機関などは敷地全体が禁煙になり、屋外の決められた場所でしかたばこが吸えなくなりました。

しかし飲食店については、一部の店で喫煙を認めています。厚生労働省の試算によると、禁煙の対象となる飲食店は全国で約45％と、半数にも達していません。

一方、同4月から施行された東京都の受動喫煙防止条例では国よりも厳しく、84％が規制対象になっています。飲食店のほか、その他の施設でも、国の改正法では屋外喫煙スペースの設置を認めていますが、都条例は一切認めていません。

さらに積極的なのは奈良県生駒市です。同4月より市職員による勤務時間内（昼休みを除く）にたばこを吸った場合は、エレベーターの使用を喫煙後45分禁止するという条例が施行されたのです。市役所のエレベーター内にも「喫煙後すぐのエレベーター利用はご遠慮ください」と書いた張り紙をして、来庁者にも協力を求めています。これはたばこを1本吸った後、吐く息に含まれる有害物質の量が喫煙前の水準に戻るのに45分かかったという研究結果を根拠にしています。

喫煙後の呼気に有害物質が含まれているのは事実です。それによる被害の程度は十分に解明されていませんが、受動喫煙ゼロに向けた対策の方向としては間違っていないと思われます。

たばこは発がんの最悪因子

たばこは発がん原因のトップです。その煙には3大有害物質であるニコチン、タール、一酸化炭素のほかに、70種類以上の発がん性物質が含まれています。

肺がん検診のところで出てきましたが、喫煙によるがんのリスクは、喫煙指数（1日に吸う本数×喫煙年数）によって異なります。国立がん研究センターの研究によると、非喫煙者の発症リスクを「1」とすると、喫煙指数が大きくなるほどリスクが増加する傾向があることがわかっています。

例えば、喫煙指数20未満の人が食道がんになるリスクは非喫煙者に比べて2・1倍、喫煙指数が40以上になると4・8倍にも上がります。禁煙したとしても、やめてから10年未満では1・8倍なので、それほどリスクは下がりません。

受動喫煙がまわりの人の発がんリスクを高めることから、最近は新型たばこなるものが登場しています。

新型たばこは「非燃焼・加熱式たばこ」と「電子たばこ」がありますが、電子たばこは日本では医療機器として扱われているので、一般には流通していません。

日本で普及しつつあるのは非燃焼・加熱式たばこです。これは葉たばこを加熱し、ニコチンを含むエアロゾル（浮遊性微粒子）を発生させて吸引します。煙は出ないので、煙からの受動喫煙はありません。

一部の発がん物質についても、従来のたばこより少ないことがわかっていますが、依存性のあるニコチンの量はほぼ同じですし、未知の成分もあります。また体内で発生した1個のがん細胞が発見できる大きさまで増殖するのには20年という年月がかかります。ですから、新型たばこの危険性について評価できるのはずっと先になります。

さらに現在、新型たばこを使用している人の多くはもともとが喫煙者なので、新型たばこだけの影響についてては、次の世代になってからでないと検証できません。

忘れてならないのは、吸い込まれた空気の3分の1程度はそのまま吐き出されることです。このとき発がん性物質を含んだエアロゾルの受動吸入が間違いなく起こります。新型たばこは、旧来のたばこの代わりにはならないのです。

太りすぎでもがんになる

肥満はがんのリスクを高めることがわかっています。日本人を対象にした調査研究では、肥満により大腸がん、肝臓がん、乳がん、子宮体がんなどのリスクが増えることが知られています。

肥満が発症と関わりのある糖尿病は、さらに大きな発がん要因で、膵臓《すいぞう》がんと肝臓がんのリスクは2倍、大腸がんのリスクは1・4倍に、がん全体でも1・2倍に増加させることがわかっています。

海外に目を向けると、2017年に海外の研究チームは、「全世界のがんの約6％

は糖尿病と肥満が原因」という研究結果を発表しています。関連の比率が高いものでは、男性肝臓がん23・3％、子宮体がん38・4％が、肥満や糖尿病によって起こると推計しています。さらに、この比率は2035年にはそれぞれ34・3％、47・9％にまで上昇すると予測しています。

全世界の調査では、がんの発症に関する肥満の影響は糖尿病の2倍という結果でしたが、日本を含むアジア太平洋地位の解析では、男女とも糖尿病の影響が肥満の影響を上回っています。


日本の糖尿病患者とその予備軍の数は、2016年の調査で、いずれも1000万人と推計されています。

そのほとんどは、遺伝的に糖尿病になりやすい人が、肥満や運動不足、ストレスなどをきっかけに発病する「2型糖尿病」です。このタイプは血糖値を下げるインスリンの効果が出にくくなる「インスリン抵抗性」がおもな原因です。

インスリンには、がんの増殖を促す作用があるため、インスリン抵抗性によってインスリンが過剰分泌される「高インスリン血症」が進むと、がんのリスクが高くなる可能性があります。

このように、糖尿病の人は「がん予備軍」なのです。しかし、そのことはあまり知られていません。また、糖尿病が疑われる人の約4割は治療を受けたことがないとも言われています。糖尿病や予備軍はがん検診と同じように、企業が加入している健保組合や市区町村の健康診断で発見できます。糖尿病はがん以外の重い病気を引き起こすので、健康診断も合わせて受けるようにしましょう。

長期にわたるストレスががんの引き金に

ストレスはがんの引き金になるとよく言われますが、本当にストレスを抱えているとがんになりやすいのでしょうか?

私たちの体の中では毎日たくさんのがん細胞が発生していますが、免疫細胞がこれを排除し増殖するのを阻止してくれます。ストレスは、この免疫の働きを抑えてしまうのです。

人類の進化を振り返ると、もともとストレスは敵に襲われるなど、生命の危機に直結するような事態に遭遇したときに生じるものでした。このようなストレスを感じると、ストレスホルモンが分泌され、交感神経を刺激して体が「戦闘モード」に入ります。すると免疫システムが抑制され、心拍数や血圧を高めたり、逃げるために走るほうにエネルギーが振り向けられるのです。

しかし、このようなストレスは一時的なもので、危機を回避できればストレスホルモンは減り、体はいつもの状態に戻ります。

これに対して、現代社会はおもに仕事や人間関係によってもたらされるため、常にストレスを感じるような人が増えています。絶えずストレスにさらされると免疫が抑制されるため、がんのリスクが高まるのではないかと考えられるのです。

ところが、これまでの疫学調査で、ストレスとがんの関係について、強く示すデータはほとんどありませんでした。

そうしたなか、2018年1月、国立がん研究センターが自覚的なストレスが長く続くと発がんリスクが高まるという研究発表をしました。全国の約10万人を20年近く追跡調査した結果です。

これによると、調査開始時に自覚していたストレスと、その後のがん発症との関連については優位差がありませんでした。

しかし調査開始時と5年後のアンケートの両方に回答した約8万人を分析したところ、どちらの時もストレスが低いと答えたグループと比べて、どちらの時もストレスが高いと答えたグループでは、がんになるリスクが11％も上昇していました。

ストレスとがんの関連は男性のほうが顕著で、特に肝臓がんや前立腺がんはストレスが高い人でリスクの上昇がみられました。

長期的なストレスは、特に男性のがん発症リスクを高めることが示唆されたわけです。男性のがん発症率は女性より3割も多いのですが、職場などでのストレスが関わっているのかもしれません。

セックスでうつるがんもある

子宮頸がんはほぼ100％がヒトパピローマウイルス（HPV）の感染です。HPVはセックスで感染します。性交渉の開始が低年齢化したため、現在は30代が子宮頸がん発症のピークで、20代にも急増しています。

しかし、ＨＰＶによって発症するがんは子宮頸がん以外にもあります。その代表が扁桃腺や舌の付け根などにできる中咽頭がんで、年間およそ２０００人が発症します。その原因の１つに、オーラルセックスに伴うＨＰＶの感染増加があると考えられています。

岐阜大学の研究グループが一般女性１２２人を対象に行ったアンケート調査によると、性行為のときにオーラルセックスを「必ず行う」「50％以下の割合で行う」と答えた人が77％を占めたのに対し、「行わない」は８％にすぎませんでした。

しかも「必ず行う」「50％以上の割合で行う」の回答は、30歳以上では57％でしたが、20歳代では81％、20歳未満では90％と、若い世代ほどオーラルセックスがごく普通の行為になってきたことがわかります。

さらにＨＰＶの感染リスクは、オーラルセックスを行う女性より、これを行う男性のほうが高く、特に生涯オーラルセックスを行ったパートナーの数が多い男性ほどリスクが高くなります。

ＨＰＶは男性のほうが感染しやすく、尖圭コンジローマ（良性腫瘍）の原因になる他、数は極めて少ないものの陰茎がんを発症することがあります。またHPVは男女を問わず、肛門がんの原因にもなります。

HPVの感染を予防するにはHPVワクチンの接種が有効です。WHO（世界保健機関）も、HPVワクチンはすべての国で広く摂取すべきだと推奨しています。WHOは最優先する接種対象は9〜14歳の女児ですが、女児の摂取率が50％を下回る場合は男児への摂取も有効としています。

日本では2013年に定期接種が始まったものの、摂取後に「副反応」を訴える報告があったことから、国は「積極的推奨の一時中断」という判断を下しました。このため、摂取率は7割から0・3％にまで急降下してしまいました。もちろん、男児への摂取も認められていません。一時中断の状態は現在も続いています。

これに対し、名古屋市はHPVワクチンと接種後の副反応との因果関係の解明を、名古屋市立大学の鈴木貞夫《すずきさだお》教授に依頼しました。鈴木教授は名古屋市内在住の9〜15歳の女子約7万人に対して、ワクチン接種の有無と24の症状についてアンケート調査を行いました。回答があった約3万人のデータを解析したところ、「HPVワクチンと症状との間に優位な関連性は見いだされなかった」と結論づけています。

欧米ではHPVワクチンは男児への摂取もあたりまえで、実際、子宮頸がんの死亡率は急激に減っていますが、日本では逆に死亡率が高まっています。

ワクチンを接種すれば、子宮頸がんの発症リスクは3割低下、海外の最新のワクチンでは1割まで下がります。フィンランドの3つの臨床試験の結果によると、ワクチンを接種した人では、子宮頸がんや中咽頭の浸潤《しんじゅん》がん（周囲の組織まで広がったがん）が発生していないことが示されていますが、日本でもワクチン接種に関して、国の適切な対応が期待されます。

第2章

超早期発見でがんは撲滅できる？

PET検査ですべてのがんが早期発見できる？

前章で述べたように、勤め先の定期的ながん検診や市区町村の住民検診では、胃がん、肺がん、大腸がん、乳がん、子宮頸がんの検診が行われています。検診を受ければ、これらのがんは早期発見が可能です。

この5種類は患者数が多いがんですが、逆に罹患する人が少ないがん検診は行われていません。国の保険制度に、患者数が少ないがんの検診を組み入れるのはコストが見合わないのです。

それ以外のがんが心配で、自費で高額な検診を受ける人もいます。その典型がPET（陽電子放射断層撮影）検査でしょう。

PET検査は、がん細胞が正常細胞に比べてブドウ糖を多く取り込む性質に着目して、がんを発見する検査法です。ブドウ糖と放射線を放出する物質を合成した薬剤（FDG）を体内に注射してから画像撮影すると、ブドウ糖が多く集まる場所がわかり、その付近にがん細胞があると推測できます。これがPETのしくみです。

日本でPET検査が始まった頃、マスコミが「夢の検査」ともてはやしたことから話題になりましたが、それほど精度は高くありません。典型的ながんにかかった人でも、PET検査でがんがあると判断される人は2割程度でしょう。

実はがん検診としてPET検査を行っている国は世界でも珍しく、アメリカやヨーロッパでは1つもありません。

日本でPETが普及したのは、マスコミ誘導型のマーケティングが成功したからです。マスコミがよいというものを信じてしまうのは、日本人のがんリテラシーの低さを物語っていると言えるでしょう。

イヌや虫を使ったがん早期発見法とは？

イヌの嗅覚は人間の1億倍とも言われていますが、この能力をがん検診に活用しようという試みがあります。

訓練を受けたイヌが受診者の尿のにおいを嗅ぎ分けて、がんを早期発見しようというもので、山形県金山町は２０１７年5月から「がん探知犬」によるがん検診が試験的に行われています。

これまでの研究で、高い精度で30種類以上の「がんのにおい」を嗅ぎ分けることができると言われていますが、探知犬がどの物質をがんのにおいと感じているかは不明で、判定はイヌまかせです。

また「がんのにおい」を感じないケースが続くと、イヌがやる気を失うこともあるようです。そのため、がん患者の尿が入った容器をときどき混ぜてイヌにわざと正解させ、やる気と集中力を保つ工夫が必要なのだそうです。それでも、探知犬１頭当たり１日５～６回の検査が限度だとも言われています。

イヌよりもずっと小さい体長１ミリにも満たない線虫の嗅覚を利用する取り組みも始まっています。

線虫の特徴はイヌと同等か、それ以上に優れた嗅覚を持ち、がん患者の尿にも近づく性質があるため、がん早期発見への応用が期待されているのです。

がん探知犬の場合は、遺伝的に鋭い嗅覚を持っているイヌであることが条件で、さらに1頭育てるのに約500万円もの費用がかかるということです。これに対し、線虫は簡単に培養できるため、検査費用も安価と見積もられています。

ただし、探知犬も線虫も検査でわかるのはがんがあるかないかだけです。がんの種類までは1回の検査で特定できないのです。

1滴の血液から超早期発見できる画期的検査法

がん探知犬や線虫の他にも「夢の検査法」が次々に提案されていますが、最も可能性があるのが「マイクロRNA（リボ核酸）」による検査でしょう。血液1滴で、13種類のがんが超早期発見できる画期的な検査法です。

マイクロRNAは、遺伝情報をコピーする際、DNAから情報を写しとるRNAの一種です。遺伝子の発現を調節する働きがあり、人間の体内では2700種類が見つかっています。

マイクロRNAは、細胞から分泌される顆粒状物質「エクソソーム」の中に包まれています。がん細胞はエクソソームからマイクロRNAを分泌して情報発信を行っており、がん細胞自身に有利な環境を作ろうとします。これは私たちがSNS（交流サイト）で情報発信しているのに似ています。

具体的に言うと、がん細胞から分泌されるエクソソームは、がんが生存しやすいように免疫細胞の働きを抑えたり、がん病巣への栄養を補給するための新生血管を誘導したりします。

また悪性度の高いがん細胞から放出されたエクソソームが、悪性度の低い細胞に働きかけ、その細胞の性質を変化させることも知られています。

このエクソソーム中のマイクロRNAが、がんの早期発見や再発の兆候をいち早く捉える指標として大いに期待されているのです。

各臓器のがんには、特徴的に発現しているマイクロRNAがあり、その血液中の量が変動しています。しかも、通常の画像診断では発見できない超早期のがんでも変動しています。

この特徴を利用して、血液中のマイクロRNAは、13種類のがんの存在を1度に検査することが可能なのです。しかも必要な血液の量はわずか1滴です。

2021年にも人間ドックで検査可能に

国立がん研究センターの研究グループは、同センター内に補完されている5万3000名の血液を用いて、日本人に多い胃がん、大腸がん、食道がん、膵臓がん、肝臓がん、胆道がん、肺がん、乳がん、卵巣がん、前立腺がん、膀胱がん、神経膠腫、肉腫の13種類のがんで、マイクロRNAの変動パターンを調べました。

その結果、特定のマイクロRNAの組み合わせで、がん患者と正常な人を高い精度で見つけられることがわかりました。

例えば、乳がんの場合、マイクロRNAの組み合わせによって、感度（がんの人を正しくがんと判定する確率）97%、特異度（がんでない人を正しくがんでないと判定する確率）92%で診断できることが確認されています。

卵巣がんでは、10種類のマイクロRNAの組み合わせで、感度99%、特異度100%もの精度が得られています。

初期の卵巣がんは症状が現れにくいため、進行がんで見つかることが多いのですが、有効な検査法はほとんどありません。しかし、マイクロRNA検査では、ステージⅠの患者を95％の精度で判別できました。

その他、検査の感度／特異度は、膵臓がん98％／94％、大腸がん99％／89％、膀胱がん97％／99％と、高い精度が確認されています。住民検診で行われている大腸がんの便潜血検査でも、感度は70％程度ですから、マイクロRNA検査の感度がいかに高いかがわかります。

国立がん研究センター中央病院では、マイクロRNAによるがん診断の実用化に向けた検証を臨床研究として進めています。また一部の人間ドックなどでは、来年（2021年）にも受診可能になる見込みです。

超早期発見できても治療ができない

マイクロRNAによるがん検診が実用化されれば、膵臓がんのような難治性のがんの生存率が高まるのでしょうか。

膵臓がんの5年生存率は全体で9・6％、Ⅰ期でも43・3％と半分以下です。これに対し、マイクロRNAなら、相当高い確率でがんが存在していることは確かなので、Ⅰ期よりも早く見つけられる可能性があります。

しかし、この段階では何もすることができません。がんの治療は目に見えるがんでなければ治療することができないからです。

がんは、細胞の中の遺伝情報を保持するDNAのコピーミスから始まります。人体は約37兆個の細胞からできていますが、毎日1兆個のもの細胞が死んでいると言われています。死んだ分の細胞は、細胞分裂によって新たに生み出されるので、私たちの体は安定した姿を保っていることができます。

細胞分裂するときにはDNAが複製されますが、ここでコピーミスが起こることがあります。これが細胞のがん化の主因です。

細胞ががん化しても、免疫細胞が働いて増殖を防ぎます。しかし、がん細胞はもともと自分の細胞が不死化したものなので、異物を攻撃する免疫細胞にとっては見分けがつきにくい存在です。

免疫の攻撃をまぬがれたがん細胞は、20～30年という長い時間をかけてようやく1センチメートルほどの大きさになります。この大きさにならないと、がんと診断することもできません。

がんを治療するには、画像診断でがんを見つけなければなりません。その大きさが最低でも1センチメートル必要です。高い確率で膵臓がんが疑われても、画像診断できなければ何の手も打つことができないのです。

マイクロRNAによる検査が実用化したとしても、この問題をどうするか、まだ議論されていないのが現状です。

考えられるのは、マイクロRNAによる検査で、例えば膵臓がんが疑われたら、がんが成長して、画像で捉えられるようになるまで、経過観察を続けることです。そして画像でがんが見つかったら、ただちに治療を開始するということになるのではないでしょうか。

膵臓がんは早期発見でも手術が治療の第1選択ですが、超早期で見つかれば放射線治療の選択も可能になるかもしれません。もちろん、これは想像にしかすぎません。

まだ誰も経験したことのない世界なのですから、そのための議論を今から始めておく必要があると思います。

アンジェリーナ・ジョリーさんの選択

これも現時点では想像にすぎませんが、マイクロRNAによる検査で、膵臓がんが高い確率で疑われ、画像検査をいくら行ってもがんが見つからない場合、予防的に部分切除したり、開腹手術を行って検査する、といった考えをする人が出てくるかもしれません。

実際、超早期発見どころか、遺伝的にがんになる確率が高い人が、予防のために手術することは行われています。

例えば、米国の女優、アンジェリーナ・ジョリーさんが、将来のがん予防のために両乳房や卵巣、卵管の摘出手術を受けたことが話題になりました。

若年性乳がんの中には、遺伝的な理由で発症する「家族性腫瘍」が少なくありません。遺伝性乳がんは原因遺伝子として、ＢＲＣＡ1とＢＲＣＡ2という2種類のがん抑制遺伝子が知られていますが、この遺伝子に異常があると、乳がんばかりか卵巣がんのリスクも高くなります。

ジョリーさんは、ＢＲＣＡ1の変異が見つかったため、予防のため２０１３年に両乳房の全摘手術と再建手術を、２０１５年に卵巣と卵管の摘出手術を受けたことを告白しています。

手術を決めた際に、医師から「乳がんになる確率が87％、卵巣がんの確率が50％」と告げられたとニューヨークタイムズへの寄稿で述べています。

両親から受け継ぐ一対のがん抑制遺伝子が両方ともダメになってしまうには長い年月がかかりますが、ジョリーさんのように一方がもともと壊れている場合は、残るもう一方の遺伝子が傷つくだけでがんが発生しやすくなります。

ジョリーさんは、将来のがんのリスクを最小限に抑えるために手術という選択をしたわけです。このような予防のための手術は日本でも多く行われており、報道もされています。

ただし将来出産を望まないのであれば子宮や卵巣を全摘する選択もあるでしょうが、他の臓器ではそうはいきません。マイクロRNAによる検診で膵臓がんが疑われて、手術（膵頭十二指腸切除）を行うと、膵臓がんのリスクは回避できても、インスリンの分泌能力が低下し糖尿病になってしまいます。命と引き替えにこのような選択を受け入れてよいかといった議論も今後出てくることでしょう。

見つけないほうがよいがんもある

がんの超早期発見ができるようになった場合、1つ懸念されることがあります。それは治療を必要としないがんを発見してしまうことです。

すべてのがんが、放置すればどんどん大きくなって命を奪うわけではありません。特に甲状腺がんは微少なものまで含めると、ほとんどの高齢者が持っていると言われています。

韓国では甲状腺がんの検診が広がり、20年間で発見数が15倍に増えました。にもかかわらず、死亡数は減りません。もともと甲状腺がんで命を落とすことは極めてまれなのです。これは明らかに「過剰診断」です。

甲状腺がんと告知されれば、精神的なダメージもありますし、甲状腺の全摘手術を受ければ、ホルモン薬を一生飲み続けなければならないなど、マイナス面のほうが大きいでしょう。ですから甲状腺がんの検診は「しないほうがよい」のです。


甲状腺がんは若い人や子どもでも珍しくありません。2011年の東日本大震災で原発事故を起こした福島県では、当時18歳以下だったすべての県民に甲状腺検査を行ったところ、200人を超える小児甲状腺がんが見つかっています。

この検査は、1986年に起こったチェルノブイリ原発事故の後、約700人の子どもに甲状腺がんが見つかったことから始められました。

福島県でも同じようなことが起こっているという報道も一部見られましたが、これはまったくの誤解です。

福島の県民健康調査検討委員会も、国際原子力機関や国連科学委員会といった国際機関も「小児甲状腺がんの多発と放射線被曝との関連は認められない」と報告しています。

チェルノブイリと比べて、甲状腺の被曝量がはるかに低い福島で、甲状腺がんが増えているように見えるのは、もともと子どもたちが持っていた害のない甲状腺がんを、精密な検査によって発見してしまったからです。韓国と同じように過剰診断です。

ちなみに韓国では一時、韓国女性のがんの3分の1を占めていた甲状腺がんが、減少に転じています。

これは2014年頃から、科学者が甲状腺がんの過剰診断に対して警鐘を鳴らし、マスコミも大きく取り上げたことが大きいでしょう。「アンチ過剰診断」と言えるキャンペーンが進み、甲状腺がん検診の受診者数はピーク時から半減し、発見数も激減しています。

前立腺がんも見つけなくてよいがん

もう1つ、見つけなくてよいがんに前立腺がんがあります。高齢男性に多い前立腺がんの5年生存率は、Ⅰ期からⅢ期までが100％、全体では98・6％、10年生存率も全体で95・7％でした。わずかな例外を除き、前立腺がんで命を落とすことはまれなのです。

前立腺がんの検診は、前立腺がんに特異的な腫瘍マーカー「ＰＳＡ」の値を血液検査で調べます。この検診の利益と不利益は、以下のように見積もられています。

受診者１０００人中、検診により前立腺がんによる死亡を回避できるのは１人。一方、受診者１０００人中、30～40人が治療により勃起障害や排尿障害が発生、２人が重篤な心血管障害を発生、１人が肺や下肢に重篤な血栓を発生。１０００人中０・３人が治療の合併症により死亡。

過剰な治療を避けるため、早期であまり悪さをしない前立腺がんに対しては、「監視療法」が国際的な標準治療になっています。「療法」という名がついていますが、実際は慎重に経過を観察するだけです。

具体的には、３～６カ月ごとの直腸からの触診とＰＳＡ検査、および1～3年ごとの前立腺生検を行い、病状が悪化していなければ監視を続けます。

また最近は、患者さんの負担が大きい生検を避けて、ＭＲＩ（磁気共鳴画像装置）検査で代用することもあります。

欧米での大規模な研究でも、監視療法を採用した場合の10年生存率は、手術や放射線治療と差がないことがわかっています。

自治体によっては、がん検診にＰＳＡ検査を組み入れているところもありますが、これも過剰診断による不利益のほうが大きいので、私は見つけなくてよいがんの１つと考えています。

がん検診とセルフチェックで早期発見

過剰診断の弊害について述べてきましたが、それはごく一部のがんについてです。これをもって「がん検診は受けるべきではない」と勘違いしないでください。

少なくとも住民検診で行われている5つのがん検診は受けるべきです。この５つは日本人の患者数が多いがんですし、早期発見できれば95％は治ります。


５つの検診以外でも、自分で見つけられるがんがあります。男性であれば精巣がんが早期発見できるがんです。ところが現状は、かなり進行してから病院に来る患者さんが多いのです。腰が痛い、背中が痛いといった症状が出て気づく場合がありますが、それは骨への転移の結果であることも珍しくありません。

お風呂に入ったら自分の睾丸をしっかり見る習慣をつけましょう。腫れなどの異変があれば、洗うときに気づくはずです。また左右のバランスが違っていたりすれば、異変に気づくでしょう。

女性であれば、自分の乳房を触ることです。乳がんの早期発見には、検診を受けるだけでなく、乳房のセルフチェックも大事です。ところが実際にこれを行っている人は極めて少なく、わずか7％という数字もあります。世界的には常識ですから、子どもたちにも教えていくべきなのです。

また男性でも女性でも、のどの両わき、わきの下、足の付け根、ひざ裏などリンパ節のある場所は定期的に自分で触ってみて、腫れやしこりがないか確かめることも重要です。口を開けて鏡でのどに異変がないか確認すれば、中咽頭がんを発見できる場合があります。

さらに痛みがないのに血尿や血便が出たときは、腎臓や膀胱のがん、腸のがんの可能性が否定できません。膀胱炎などで血尿が出るときは痛みが現れるので、痛みが現れないときは特に注意してください。

大事なことは、自分の体というものを常に意識することです。人間も動物のように、自分の体の異変に気づく本能があるはずです。例えば、風邪を引いてないのに声が嗄《か》れるとか、ダイエットしていないのに急にやせた、といった体の異変に気づくことが大切です。

自分だけはがんにならない、という楽観性

日本人は楽観的な国民だと私は思っています。物事が差し迫った事態にならないと動きません。これは個人においても国家レベルでも言えることです。例えば、少子化になることは何十年も前からわかっていたのに、ずっと対策をとらず実際に少子化が始まってからあわてて始めました。新型コロナウイルスが流行し始めたときも、オリンピックの延期が決まるまで大規模な対策を先送りしました。

がんは個人の問題ですが、男性3人に2人、女性2人に1人ががんになるとわかっ

ているのに、未だにがん検診を受けない人がたくさんいます。その根底には「自分はがんにはならないだろう」という楽観性があるのではないでしょうか。

がん検診を受けないと、進行がんになってから見つかり、急にあわて出すのです。実際、いきなり進行がんと診断されて、そこから一生懸命、がんの勉強を始める患者さんは少なくありません。

進行がんでは命を失う確率が高くなりますが、逆に、こうした患者さんの中には、残された時間のことを考えたくないのか、徹底した治療を望む人もいます。

がんは他の病気と比べると先が見通せる病気です。治療の選択によっては亡くなる直前まで元気に過ごすことができます。それを選ばずに、抗がん剤の副作用との闘いに明け暮れてしまう人が多いのです。

進行がんになったとき、何を選択をするかということも、普段からがんについての知識を持っていれば、冷静に考えられるはずなのです。

なお、進行がんで延命が期待できなくなったときの心がまえなどについては、第5章で詳しく述べます。

超早期発見が実用化する前に

がん検診の目的は「がんによる死亡率を下げる」ことにあります。住民検診でも行われている5つのがん検診は、この有効性が確かめられています。血液1滴で13種類のがんがわかる、マイクロRNAによる検査への期待は誰しも大きいと思います。

しかし新たな検査方法の有効性を評価するには10年以上かかります。さらに検査にかかるコストなどから、住民検診など一般的ながん検診に組み入れられるためには、いくつかのハードルを乗り越えなければなりません。

住民検診には税金が投入されています。だからこそ、安い金額で受けられるのですが、費用対効果が得られなければ制度として採用することができません。

いずれにしても、マイクロRNAの実用化はまだまだ先の話です。現在の私たちにできることは、5つのがん検診を受けることとセルフチェック、そして第1章で述べた予防のための生活習慣を心がけることしかありません。

予防していてもがんになる可能性がゼロになるわけではありません。しかし、がん検診をしっかり受けていれば、早期で見つけることができます。

ただ早期といっても、がんと診断されれば、誰でも不安になります。それなりにつらい検査や治療が待ち受けているからです。

そこで次章では、がんと診断されてからの心がまえや、行うべきこと、根拠のない情報に振り回されない方法などについて、お話することにします。

第3章

がんが見つかったら行うこと、知っておくこと10の心得

1 医師からがんと言われたら

現在、がんは告知するのが普通になっています。その背景には、インフォームド・コンセント（治療を始める前に、医師が患者に十分に情報を提供・説明し、それを患者が理解して同意すること）が日本の医療現場にも定着し、治療方針の決定権は、医師ではなく患者さん自身にあるという考え方が広まってきたことがあります。

自分が納得できる治療を選択するためには、正しい病名を知り、現在の病状を把握することから始まります。そこから医師と一緒に最善の治療法を決めていくのが、インフォームド・コンセントの考え方なのです。

がんと診断されたら、ほとんどの人は大変なショックを受けます。たとえ「がんかもしれない」と疑って検査を受けたとしても、実際にがんと告げられると、動揺して医師の説明がまったく頭に入らなくなってしまう人もいます。

そうした事態に備えて、がんが疑われて精密検査を受けたら、その結果を聞くときは、家族も同席したほうがよいでしょう。家族がいるだけで本人は心の支えになりますし、家族が医師の話を冷静に聞き、判断することができます。

ただし付き添った人が配偶者（夫・妻）である場合は、本人以上にショックを受けることがあるので、夫婦だけでなく、成人した子どもや、信頼できる親戚、友人などの同席をおすすめします。

精密検査の結果を聞くときは、メモをとったり、医師の了解を得たうえでＩＣレコーダーなどに録音しておくとよいでしょう。その際、聞いておかなければならないのは、次の４つです。

・どの臓器にできたがんか？
・どんなタイプの細胞組織に発生したがんか？（組織型は？）
・がんの進行度、すなわち病期（ステージ）は？
・治療法（手術・抗がん剤治療・放射線治療など）は？

がんは発生した臓器や「組織型」によって、がんの性質や進行のスピード、有効な治療法が異なります。「病期」は、治療方針の決定や治る確率（生存率）を知るうえで、とても重要です。

医師の説明に対し、疑問があればその場で聞くのがベストですが、後でメモや録音からわからないことが出てきたら、次回の診察で必ず質問しましょう。

もしも「手術が必要なので、すぐに入院の予約を」などと言われても、緊急入院しなければならない病状でなければ、「家族とよく相談してから」などと伝えて、いったん帰宅することをおすすめします。

がんの治療法には選択肢が複数ある場合があります。後で後悔しないためには、自分たちでも情報を集め、正しい治療計画を立てることが重要なのです。

2 3つの治療法の知識を持つ

現代医学において、信頼できるがんの治療法として確立されているのは、手術、化学療法（おもに抗がん剤による薬物療法）、放射線治療の3つだけです。

早期のがんで病巣が小さく、他の臓器への転移がなければ、手術でがんを取り除くことができます。胃がんや肺がんなどでは、お腹や胸を切り開かない「内視鏡手術」

も普及してきました。この場合は開腹手術に比べて身体への負担が少なく、入院も数日ですみます。

少し進行したがんで、もともとのがん病巣（原発巣）だけでなく、近くのリンパ節に転移している可能性がある場合は、がんと一緒にリンパ節も切除します。

手術のデメリットは、がんの周囲にある正常な細胞まで切除するので、臓器や身体の機能が手術前よりも落ちてしまい、日常生活に支障をきたす場合があることです。

化学療法は、抗がん剤などの薬が血液を通して全身に行き渡り、体内のがん細胞をほぼ均等に攻撃する「全身療法」です。したがって、全身に転移して手術では治療できない進行がんに適しています。

ほとんどの場合、抗がん剤だけではがんを完治させることはできません。しかし、全身にがんが広がっている場合でも、がんを少しでも小さくして延命したり、痛みを和らげることができます。

放射線治療は、手術と同じく、がんとその周辺だけに効力をおよぼす「局所療法」

です。そのメリットは、放射線治療だけで、あるいは化学療法と組み合わせてがんを治すため、身体の機能が保てることです。

例えば喉頭がんは、手術でも放射線治療でも治癒率はほぼ同じですが、放射線治療なら声を失わずにすみます。乳がんも手術の前後に放射線治療を行うことで乳房をできるだけ残す「乳房温存療法」が可能になるので、乳房を全摘することによる精神的なダメージが避けられます。

3つの治療法の中で最も副作用が少ないのは放射線治療です。頭頸部がん、食道がん、肺がん、前立腺がん、子宮頸がんなどは、放射線治療を主体にして完治させることができ、治療効果は手術とほぼ同じです。手術後に行う放射線の「術後照射」は、取り残したがん細胞の死滅や再発防止の目的で、ほとんどのがんで行われています。

3 メリットの多い放射線治療についてもっと知る

日本では早期がんでも、手術をすすめられる場合が圧倒的に多いようです。がん全体で見ても、欧米ではがん患者の6割近くが放射線治療を受けています。しかし、日本では3割程度に留まります。

また、日本人の放射線治療に持つ知識は誤解だらけです。放射線でヤケドをすると思っている人がいますが、実際には患部の温度は2000分の1℃しか上がらないので、治療中は何も感じません。

広島や長崎の原爆で皮膚にケロイドができた写真や映像を見たことがある人がいると思いますが、あれは熱によるヤケドの痕で、放射線とは何の関係もありません。全身に4グレイの量の被曝をすると、半分の確率で亡くなりますが、この放射線量でも、皮膚の温度は1000分の1℃しか上がらないのです。

原爆にしろ、原発事故にしろ、日本人には放射線アレルギーがあるようですが、がん治療の放射線は、それとはまったく別のものなのです。

前立腺がんの放射線治療は、全摘手術と同程度の効果があることがわかっていて、欧米では約8割の患者さんが放射線照射を受けています。これに対し、日本では8割以上が手術を受けています。また子宮頸がんは、欧米では6割近くの患者さんが放射線治療を受けていますが、日本は3割程度に留まります。

ただ日本でも放射線で治療する割合は増えています。10年後には日本人の半数近くが受けると予想もされています。治癒率が手術と同じくらいなら、身体への負担が少なく、かつ入院などによる経済的負担も少ない、放射線治療を選ぶ人が増えてくるのは当然のことだと思います。

放射線治療は手術と違い、外来通院が基本です。また治療期間も大幅に短縮できるようになっています。

早期の肺がんの「定位放射線治療」は、放射線をピンポイントに集中させて短期間で治療する高精度放射線照射法です。私が所属する東大病院放射線科治療部門では、4回の外来通院で、手術と同程度の効果をあげています。治療費も手術の2分の1から3分の1で、高額な差額ベッド代も不要です。

定位放射線療法は、前立腺がんに対しても保険適用になっています。これまでの前立腺がんの放射線治療でも、全摘手術と同程度の効果があることがわかっていますが、平日に毎日通院して計36~39回の放射線照射を受ける必要がありました。しかし定位放射線治療なら、当部門の場合は計5回の通院で治療が完了し、1回の照射時間はわずか2分以内です。治療成績もこれまでの放射線治療と遜色ないという研究結果も海外を中心に出始めています。

4 手術後の抗がん剤の目的について知る

日本人には抗がん剤に対する誤解もあるようで、「抗がん剤だけはやりたくない」と思っている人が多いようです。例えば、早期がんの手術後に抗がん剤の治療をすすめられることがあります。これに対して、「手術でがんは取り切れたのに、なぜ身体への負担が大きい抗がん剤をやるのか？」と疑問に思う人がいるのです。しかし、これも誤解の1つです。

医師は国際的なガイドラインにしたがって治療方針を提案します。ガイドラインとはエビデンスに基づいて最適な治療法を提示する文書のこと。エビデンスがない治療法を、ガイドラインで推奨することはありません。その治療を行ったほうが生存率が上がるというエビデンスがあるので、医師はすすめているのです。

それでも不安があるのであれば、医師に具体的なデータを示してもらうとよいでしょう。抗がん剤を行ったときと、行わないときで、どのくらい生存率が違うのか、数字で示してもらうのです。

放射線治療では、抗がん剤と併用すべきケースがたくさんあります。食道がんの場合、放射線単独では手術よりも治癒率は下がります。これに対し、抗がん剤を併用すると、手術と同じくらいの治療成績になります。また進行した肺がんの放射線治療は、原則として抗がん剤との併用になります。

治療効果を上げるために、手術、化学療法（抗がん剤）、放射線治療を組み合わせることを「集学的治療」と言います。

例えば、手術の前や後で抗がん剤や放射線を行うことで、あらかじめがんを小さくしたり、再発を防いだりできるのです。

また抗がん剤でしか治療できないがんもあります。白血病（医学的には「がん」ではありませんが、一般的には「血液のがん」と呼ばれる）や睾丸腫瘤などは、抗がん剤だけで完治（寛解）することができます。しかし、ほとんどの場合、抗がん剤だけでがんを完治させることはできません。

抗がん剤は正常な細胞にもダメージを与えるので、むやみに抗がん剤を用いると、副作用が強く出ます。体調が悪いときに抗がん剤を使い続けると、かえってよくない結果になることもあります。したがって、抗がん剤を用いるときは、治療効果と副作用のバランスを考え、患者さんの生活の質（ＱＯＬ＝クオリティ・オブ・ライフ）を大事にしながら、慎重に進めることが大切です。

5 セカンドオピニオンは受けるべき

セカンドオピニオンとは「第２の意見」という意味で、診断や治療方針について、「主治医とは別の医師に聞く」ことを意味します。しかし実際にはあまり行われていません。

私たちの研究グループが行ったセカンドオピニオンに関連する実態調査（放射線治療装置メーカー、バリアン社と共同）を行ったことがあります。対象者１０３２人は、放射線治療単独か抗がん剤との併用で、手術と同等の効果が期待できるがんが中心でした。

結果は、医師がすすめる治療法以外の治療法を知りたいと思っていた患者さんの割合が7割強だったのに対し、他の治療法に関する説明を受けた、と答えた患者さんは4割強にすぎませんでした。

つまり、患者さんが治療法の選択肢について情報を得たいと思っていても、実際には選択肢が提示されていない実情が明らかになったのです。

またセカンドオピニオンについては、全員が知っていましたが、そのうちの半数は名前を知っているにすぎず、実際に第2の意見を聞いた人は2割にとどまりました。

現在の医療は診療科の細分化や専門化が進んでいるため、1人の医師がすべての最新治療に精通していることはほとんどありません。そのため、病院や医師によって治療方針が異なるのはよくあることです。

さらにどんな治療法でも「必ず治る」という保障はなく、多少のリスクやデメリットが伴います。だからこそ、最初にがんと診断した医師の意見だけでなく、別の医師の意見を聞いて比較検討することが大事なのです。自分の人生において重大な決断をするとき、選択を迷うのは当然のことです。セカンドオピニオンは後悔しない決断のために受けるのだと心得ましょう。

ただし、セカンドオピニオンを受けるにあたっては、最初の医師が診断したがんの進行度や病状、治療法を提案した理由などがよくわかっていなければなりません。そうでないと、セカンドオピニオンを受けても、余計に判断に迷ってしまう恐れがあるからです。

6 セカンドオピニオンを受ける方法

セカンドオピニオンを受けたいと思っていても、医師に言い出しにくいという話をよく聞きます。しかし、そんな気兼ねは必要ありません。セカンドオピニオンは国の「がん対推進基本計画」（２０１２年）にも明記されている「患者の権利」なのですから、遠慮する必要はありません。

とはいえ、現実には「セカンドオピニオンを受けたいのですが」と申し出ると眉をひそめる医師がいることも事実です。そんな主治医の気分を害さずに紹介状を書いてもらう方便があります。

「知り合いに医師がいるのですが、病気のことを聞きつけて、とても詳しく知りたがっているのです」とでも言っておけばよいでしょう。

渋々でもその医師に紹介状を書いてもらい、血液検査や病理検査、ＣＴ画像などの診療情報を入手したら、この一式を持って希望する医療機関の外来を受診します。

これらの診療情報がないと、もう1度初めから検査をやり直すことになるので、方便を使ってでもよいので、必ず入手するようにしてください。

なお、セカンドオピニオン外来は、健康保険が適用されないため、自費で受診することになります。

第2の意見を聞く医師は、主治医に紹介してもらうのも1つの方法です。それが難しい場合は、知人などのツテをたどるか、最寄りの「がん診療連携拠点病院」の相談支援センターに問い合わせてもよいと思います。インターネットで「がん相談支援センターを探す」で検索すれば連絡先がわかります。

一般的には、外科で診断を受けて、そこで手術をすすめられる人が多いようです。

その場合、セカンドオピニオンは放射線科か腫瘍内科（抗がん剤治療の専門科）で受けます。違う立場の医師の意見を聞くほうが参考になるからです。

セカンドオピニオンを受けた結果、別の医療機関に転院する場合もありますし、同じ意見なら最初に診断された病院で治療を始める場合もあるでしょう。いずれにしても、複数の医師に意見を聞くことによって、自分の病状や治療法の選択に対する理解が深まります。

一般的ながんでは、最初の診断から3カ月以上で治療が遅れるリスクが高くなります。また一度スタートした治療を不審に思っても、それを変更するのは難しくなります。そのため、セカンドオピニオンは、診断から3カ月以内、治療開始前が鉄則であることも覚えておきましょう。

7 代替療法はまったく効果がない

がんと診断されると、健康食品やビタミンなどのサプリメントなど、がんの代替療法（民間療法）を始める人が多いようです。

2005年に発表された国内の実態調査によると、がん患者の44・6％が何らかの代替療法を利用していることが明らかになりました。中でもサプリメントを含む健康食品は96・2％と圧倒的に多いことがわかりました。また代替療法に対する月々の支払い金額は平均5万7000円で、50万円かけている人もいました。

しかしビタミンCなどの抗酸化物質を含むサプリメントは、逆に活性酸素を発生させて、放射線治療や一部の化学療法の効果を阻害する可能性があります。ビタミンEをサプリメントで摂りすぎると、前立腺がんのリスクが増す可能性も指摘されています。野菜に含まれるベータカロテンは、サプリメントで過剰に摂取すると肺がんの発症率が高くなることもわかっています。

また代替療法を優先して、標準治療を拒んだり、遅らせたりすれば、がんの進行や転移を招きます。乳がんを例にとると、ステージⅠでは5年生存率が100％ですが、遠隔転移のあるステージⅣでは35％程度まで下がります。

米エール大学の研究チームは、2003〜13年にかけて、米国でがんと診断され、代替療法を選んで標準治療を受けなかった280人と、標準治療を受けた560人の生存率を比較しました。その結果、代替療法群は標準治療群に対して、全体の死亡リスクが2・5倍に上昇しました。乳がんでは5・68倍、大腸がん4・57倍、肺がんで2・17倍も死亡リスクが上がりました。ただ、前立腺がんではリスク上昇の傾向が見られませんでした。

そもそも、世界中の最先端の研究室や巨大製薬会社が、がんの新薬の開発でしのぎを削っていますが、有効な新薬をなかなか開発できずにいます。それなのに健康食品の会社が販売している「食品」が有効であるはずがないのです。それよりは、おいしい食事にお金をかけたほうがずっとお得です。

その食事ですが、がんの食事療法も効果はありません。私の経験でも、がんと診断されたとたん、一切肉を口にしなくなる患者さんは珍しくありません。一般に「野菜は身体によく、肉は悪い」というイメージがあるようですが、菜食主義者にがんが少ないわけではなく、また長生きするというデータもありません。逆に、がん患者さんが野菜中心の食事にすると、たんぱく質が不足して低栄養になってしまう危険性もあります。

末期がんの患者さんは、急激にやせていきます。やせる原因は、がん細胞に栄養（ブドウ糖）をとられること、がん細胞が起こす炎症によってエネルギー消費が高まること、がん細胞がたんぱく質を分解する物質を分泌することで筋肉が少なくなること、の3つです。また抗がん剤の副作用などによって食欲も減退します。

腸管は人体最大の免疫装置で、全免疫細胞の半分くらいが腸に存在しています。口から食べられなくなって腸が動かなくなると、さらに免疫力が低下するのです。

低栄養と炎症が進んで、体重と筋肉が激減したのが「悪液質」という状態です。悪液質を避けるには、たんぱく質が豊富な食事を摂り、運動で筋肉を保つことが重要なのです。

一方、野菜はそれほど大量に摂る必要はありません。野菜をはじめ、天然の植物にはさまざまな毒物があります。抗がん剤のタキソールやビンクリスチンなども天然の植物由来の物質です。植物は昆虫や動物から身を守るために様々な化学物質を合成しています。ネギ、キャベツ、セロリなどの日常的な野菜にも毒物が含まれていますが、雑食性のヒトは、天然化学物質を解毒する機能を進化させてきました。しかし、摂りすぎれば解毒しきれなくなる可能性があります。肉などのたんぱく質と野菜のバランスのとれた食事は化学物質を増やさない点でも重要なのです。

8 がんに関するお金の問題

がんになると、治療費がかかるため、がん保険に入っておこうと考える人も多いのではないかと思います。しかし、病院の窓口で支払うがんの医療費は、それほど高額にはなりません。

公的医療保険（健康保険）に加入していれば、高額医療制度が利用できるからです。高額医療制度とは、1カ月の自己負担金（普通は3割負担）が限度額を超えた場合、超過分が後から払い戻される制度です。限度額は4～8万円程度で、所得によって異なります。

しかし、後から払い戻されるといっても、一時的な支払いが生活の負担になる人もいます。その場合は、加入している健康保険の窓口に申請して認定証をもらっておけば、病院での支払いは限度額ですみます。手術や入院などが予定されている人は、あらかじめ認定証を入手しておくとよいでしょう。

一般的な収入の人なら、治療開始から3カ月間は1カ月分がおよそ9万円。それ以降は1カ月4・5万円ほどの支払いですみます。

早期がんであれば、手術や入院を含めて1～2カ月で初回の診療が終わり、あとは経過観察になるため、金銭的な負担はそれほど心配する必要はないでしょう。

ただし入院時の差額ベッド代や先進医療など、保険適用外のものは自己負担となります。

先進医療は、最先端の医療技術を用いた高度な医療のうち、ある程度の治療実績を積んで厚生労働省が認めたものです。公的医療保険の対象とするかどうかを評価する段階にあるため、費用は全額自己負担となります。ただし、それ以外の診察、検査、投薬、入院などの費用には保険が適用されます。

がん保険や生命保険の中には、先進医療に対応していることがあるので、まさかのときのために保険に加入しておくのも1つの方法です。

放射線治療では、陽子線治療や重粒子線治療などが先進医療になっていて、厚生労働省に認められた医療機関のみ実施されています。ただし、これらの先進医療が、がん保険などの対象とならない場合もあるので、加入するときに確認しておきましょう。

9 働きながらがん治療を受けるには？

働き盛りの世代が、がんになると仕事を続けられなくなる場合があります。収入が断たれるわけですから、お金の問題としてはこっちのほうが一大事でしょう。

厚生労働省の調査によると、がんと診断されたサラリーマンのうち30%は依願退職し、4%は解雇。調査の回答時に「勤務中」と答えた人は48%と、5割を切っています。自営業者は2割近くが廃業しています。

このように、がんになると仕事をやめる人が多いのですが、よほどのことがない限り、仕事は続けられます。よく「治療に専念するために休む」などと言いますが、それは間違っています。進行がんであっても仕事と治療の両立は可能です。

前述の調査では全がん患者約80万人のうち20～64歳が約26万人で、32%を占めています。仕事をしながら通院している人も32万人もいます。実際、働き盛りのがん患者さんは、みんな働きたがっています。がんのすべてのステージ全体での就労意欲は、92・5%です。その背景には晩婚化によって、小さい子どもを育てているがん患者が増えたことがあるのでしょう。

国立がん研究センターの調査によれば、18歳未満の子どもを持つがん患者さんは5万人を超えています。診察時の平均年齢は、男性46歳、女性43歳で、子どもの平均年齢は11歳。教育費などがまだまだかかる年齢です。仕事をやめたくはないのです。

しかし、職場で自分ががんであることを告げて、仕事と治療を両立することはできるかもしれませんが、そのことによって、まわりの人に迷惑をかけたり、気をつかわせることが負担になって、休職や退職をする人もいます。

この問題を解決するには企業の理解が必要です。そもそも、がんを理由に解雇することはできません。とはいえ、実際には会社には内緒で治療を続けている人も多いと聞きます。通院で治療できるのであれば、その人の考え方を尊重すべきでしょう。

ただ、がんが進行して、何日も休まざるを得ない場合は、相談したほうがよいでしょう。相談してまわりの人ががんであることを知れば、周囲のサポートも得られやすくなります。逆に相談しないと孤立してしまい、さまざまな問題を1人で抱え込むことになってしまうでしょう。

10 がんでうつにならないために

がんを告知された後、実際のがんの進行度とは関係なく、患者さんは一般的に次のような反応を示すと言われています。

①初期反応期（1週間以内）

告知された内容を信じようとしないか、一時的に否認します。後になってそのときのことを「頭が真っ白になって、まるで自分自身に起こっていることではないようだった」と述べる人もいます。あるいは、「やっぱりそうだったのか」といった絶望感を経験します。

②苦悩・不安の時期（1～2週間）

苦悩、不安、抑うつ、不眠、食欲低下、集中力の低下などの症状が交互に何度も襲ってきます。不安が強く、集中力が低下しているため、同じことを繰り返し尋ねてくることもあります。

③適応の時期（2週間以後～1カ月～ときには3カ月）

現実の問題に直面し、新しい実態に順応するようになります。またそうしようと努力するようになります。

ほとんどの患者さんは、適応の時期になれば事実を受け入れ、がんと向き会おうとします。しかし、まれに適応障害を起こし、うつ病になる人もいます。

実際、がん患者には適応障害、うつ病が多く、がんと診断されてから1年以内の自殺率は、一般の人の24倍にも達します。

がんによる自殺は診断直後だけではありません。2012～14年の患者を対象とした日本医療機能評価機構の調査では、精神科のベッドがない一般病棟のうち、約2割にあたる83の病院で、計107人が自殺していました。そのうち、がん患者が52人と約半数を占め、46人ががんによる痛みなどの症状が悪化していました。

告知を受けた後、がん患者さんが心理的に孤立しないようにするには、家族や周囲の人のサポートが不可欠です。また患者会などでの患者さん同士の支え合いも大きな力になります。

家族は患者さんに対し、普通に接することが大事です。病気のことは一切触れないようにしたり、あるいは必要以上に明るく振る舞ったり、といった態度は、かえって患者さんの孤立感を深めてしまいます。

また「がんばろう」「元気を出して！」「1日も早く治そう」といった励ましの言葉も、患者さんにとって大きなプレッシャーになります。「がんばろう」と言われると、患者さんは「これ以上、何をがんばればよいのか」と、かえって心を閉ざしてしまうのです。それよりも、患者さんの話をいつでも聞いてあげる、といった態度が必要だと思います。

患者さんに対し、どのようなサポートが必要なのか悩んだり、迷ったりするときは、看護師や医師に相談してください。

また患者さんの告知や再発がわかったときは、家族も激しく動揺し、怒りや不安、自責の念などを覚えたり、ひどく落ち込んだりするものです。こうした感情は、本人が抱く感情と同じですが、進行がんなどで闘病生活が長引くと、家族までうつ状態になってしまうことがあります。

患者さんも家族も、心配事が頭から離れない、集中できない、何をする気にもなれない、食欲がない、眠れない、疲れやすい、といったうつ症状が二週間以上続いて、日常生活に支障をきたすほどであれば、臨床心理士や精神科医に相談しましょう。

また不安、不眠、適応障害など、がん患者や家族の精神的な症状を診る「精神腫瘍科」という診療科がある病院もあります。もし精神腫瘍科があれば、相談してみるとよいでしょう。

第4章

このがんは
この治療法を選べ

がん治療の正しい情報を集める

がんの進行の程度を表す指標を病期（ステージ）と言います。Ⅰ期からⅣ期に近づくほどがんが大きくなり、全身に広がっていることになります。

同じ臓器のがんごとに統計がとられているので、病期が判定できれば5年生存率がわかり、だいたいの生存期間を予測することができます（次ページの表）。

がんと診断されると、本人も家族もショックを受ける人がたくさんいますが、それでも、なんとか気持ちを落ち着かせて、必要な情報を自分で集めることが大切です。正しい情報を得て、活用することは、がん治療の大きな力になります。そこで本章では、がんの種類別の一般的な治療法を説明します。ページ数の関係で簡単な説明になります。

がんは命にかかわる病気ですが、早期発見できれば95%以上、全体でも50%以上の人が治っています。特に早期がんの場合は、最初にどのような治療を受けるかによって、その後の経過が大きく変わってきます。

がんの部位別5年生存率（%）

	病期（ステージ）				全体 ※（　）内は3年生存率
	Ⅰ期	Ⅱ期	Ⅲ期	Ⅳ期	
前立腺	100	100	100	62.2	98.6(99.2)
乳房	99.8	95.9	79.9	37.2	92.5(95.2)
子宮体	96.8	89.9	74.0	21.3	82.1(85.9)
子宮頸	95.3	78.7	61.4	25.2	75.3(79.9)
大腸	95.4	88.1	76.5	18.7	72.9(78.7)
胃	94.6	68.5	45.1	9.0	71.6(75.6)
膀胱	88.1	61.9	45.2	19.1	69.5(73.4)
食道	80.9	50.2	24.9	12.0	44.4(53.6)
肺	81.2	46.3	22.3	5.1	40.0(50.8)
肝臓	60.4	42.8	14.5	3.5	40.0(54.8)
膵臓	43.3	19.3	5.7	1.7	9.6(16.9)
全部位	—	—	—	—	66.1(72.1)

※病期はがんの進行度を示す指標。5年生存率は2009～10年、3年生存率は2012年の診断例。— は非公表

肺がん 早期の非小細胞肺がんは放射線治療だけで治ることも

肺がんは、気管支や肺胞ががん化したものです。進行すると、リンパ節や反対側の肺、骨、脳、肝臓、副腎に転移することもあります。

組織型によって「非小細胞肺がん」と「小細胞肺がん」に大きく分類されます。発生頻度の高い非小細胞肺がんは、腺がん(臓器の分泌腺組織の細胞から発生したがん)、扁平上皮がん、大細胞がんに分けられます。小細胞肺がんは、非小細胞肺がんよりも増殖のスピードが速く、転移や再発が起こりやすいがんです。

非小細胞肺がんの治療は、早期であれば手術ですが、最近は放射線治療も選択できるようになりました。放射線治療は、腫瘍にピンポイントで放射線を当てる「定位放射線療法」で、手術とほぼ同じ治癒率です。

これまで手術は、胸部の皮膚を15～20センチほど切開し、肋骨を開いて行う開胸手術が一般的でした。しかし最近は、身体への負担が少ない内視鏡（胸腔鏡）を用いた手術も行われています。

がんが手術で取り切れないほど進行している場合も、放射線治療を行います。体調がよければ、放射線治療と抗がん剤を同時に行う「化学放射線療法」を行う場合もあります。さらに進行した場合は、抗がん薬、分子標的薬（がん細胞の特定の分子を標的にして攻撃する薬）や免疫チェックポイント阻害剤（がんによってブレーキがかかった免疫の攻撃力を回復させる薬）などの薬物療法を用いることもあります。

小細胞肺がんは、病期分類と併せて極限型（がんが限局していたり胸水などが見られない）と伸展型（極限型の範囲を超えてがんが進んでいる）に分けられますが、どちらに分類されるかによって治療法も異なります。

極限型でごく早期の場合は手術を行うこともありますが、治療の基本は化学放射線療法です。がんが画像検査ではわからないほど小さくなった場合、脳への転移による再発予防のために脳全体に放射線を照射することもあります。

伸展型は薬物療法で、抗がん薬で治療します。免疫チェックポイント阻害薬を併用することもあります。

胃がん

早期の胃がんなら内視鏡で切除できる

胃がんのほとんどは腺がんで、分化型と未分化型に大きく分けられます。分化型は進行が遅く、未分化型は進行が速いと言われています。胃の壁を硬く厚くさせながら広がっていく「スキルス胃がん」は未分化型が多いのですが、未分化型がすべてスキルス性胃がんになるわけではありません。早期のスキルス胃がんは内視鏡検査では見つけにくく、がんが発見されたときには進行しているため治りにくいがんです。

胃がんは、がんが粘膜および粘膜下層にとどまるものを「早期胃がん」、粘膜下層より深いものを「進行胃がん」と言います。

早期のがんの場合は、内視鏡を用いて胃の内側からがんを切除する内視鏡治療（内視鏡的切除）が可能です。がんが完全に切除されてリンパ節転移の可能性が低い場合は、その後の経過を観察します。完全に切除されていなかった、あるいはがんが粘膜下層まで達しているなど、リンパ節転移の可能性がある場合は、追加の手術が必要になることもあります。

内視鏡治療が難しい場合には、手術でがんと胃の一部または胃のすべてを取り除きます。同時に胃の周囲のリンパ節を取り除いたり、食べ物の通り道をつくり直す再建手術（消化管再建）も行います。開腹手術の他、身体に負担の少ない腹腔鏡下手術を行っている病院もあります。ただし腹腔鏡下手術が長期的にみて有効かどうかはまだ十分わかっていません。

手術でがんを切除できても、目に見えない小さながんが残って、再発することがあり、これを予防する目的で術後補助化学療法を行うこともあります。

胃がんが離れた臓器などに転移（遠隔転移）した場合など、手術でがんを取りきるのが難しかったり、がんが再発した場合も化学療法が行われます。がんを完全に治すのは難しいのですが、延命や症状を和らげる効果があります。

化学療法では、抗がん剤の他、分子標的薬や免疫チェックポイント阻害薬が用いられることもあります。1次化学療法から3次化学療法までの段階があり、効果が低下したり副作用が強い場合は2次、3次と治療を続けていきます。

食道がん

早期なら切らずに化学放射線療法で治る

初期の食道がんは自覚症状がほとんどありませんが、人間ドックや胃がん検診で、胃内視鏡検査やバリウム検査（胃部消化管造影検査）を受けていれば早く見つけることができます。

早期がんで、がんが粘膜にとどまっていて食道の管の4分の3未満の場合（0期）、食道を温存できる内視鏡的切除術が標準治療として推奨されています。内視鏡で切除された食道がんなどの組織は顕微鏡で詳しく調べ、がんが残っていたり、リンパ節転移の可能性があると判断されたときは、手術や化学放射線療法（抗がん剤＋放射線治療）などを追加することがあります。

がんが食道の管の4分の3以上に及んでいたり、粘膜の外にある粘膜筋板や粘膜下層まで達している場合（Ⅰ期）は、手術や放射線治療、抗がん剤治療を行います。化学放射線療法は手術と同等の治療効果が得られることがわかっているため、最近は放射線治療を選ぶ患者さんが増えつつあります。

それよりも進行した食道がん（Ⅱ～Ⅲ期）は、手術が第1選択になります。手術の前に化学放射線治療を行って、がんを小さくしてから手術する場合もあります。手術は、がんを含めた食道と胃の一部と、リンパ節を含む周りの組織を切除します。また食道を切除した後で、胃や腸を使って食べ物の新しい通路をつくる手術（再建術）を行います。

食道がんの手術をすると、嚥下《えんげ》障害が起こり誤嚥《ごえん》しやすくなります。そのため、顎を引いて飲み込むなどのリハビリテーションが必要になります。また肺炎の予防のために呼吸訓練が必要になることもあります。

体力的に手術ができない場合や、手術を希望しない場合は、化学放射線療法や放射線治療を行います。

そしてⅣ期では、Ⅳa期は化学放射線療法、Ⅳb期は化学療法が標準治療として推奨されています。治すことは難しいので、がんによる痛みや狭窄などの症状の緩和が治療の中心になります。

大腸がん　身体に負担が少ない内視鏡治療や腹腔鏡下手術も

大腸がんの病期は、がんの深さと、リンパ節転移や遠隔転移があるかどうかで決定します。がんが粘膜内にとどまっている場合は0期、筋層にとどまっていればⅠ期、筋層の外まで浸潤して（広がって）いればⅡ期、リンパ節転移があればⅢ期、遠隔転移がある場合はⅣ期です。

0期やⅠ期では、開腹手術よりも身体への負担が少ない内視鏡治療が可能な場合があります。内視鏡治療が難しいときは、手術を行います。最近は、がんの切除が可能な場合、術前か術後に放射線治療と同時に抗がん剤を投与する化学放射線療法を行う病院が増えています。これによって再発が抑えられ、5年生存率が改善すると考えられています。

大腸がんの手術で、がんが広がっている可能性のある場合、腸管とリンパ節を切除。がんが周りの臓器にまで広がっている場合は、その臓器を切除することもあります。

がんで大腸が塞がれていて、がんを切除できない場合は、便の迂回路を作るバイパス手術を行うことがあります。また肛門に近い直腸がんや肛門にできたがんなどの場合は、人工肛門（ストーマ）をおなかに作ります。

人工肛門を避けるなどの目的で、術前にがんに放射線を照射してがんを小さくし、排便のための神経や肛門を温存する方法も増えてきました。

腹腔鏡下手術も行われています。開腹手術に比べておなかの傷が小さく術後の痛みも少ないため回復が早いというメリットがあります。しかしがんの部位や患者さんの体格などによって手術の難しさに左右されるので、この手術を受けるときは、担当医とよく相談してください。

手術ができるのはⅢ期までですが、Ⅲ期や再発リスクが高いⅡ期の場合は、術後に補助化学療法を行います。

Ⅳ期など、切除できない進行がんや、再発の場合は薬物療法が標準治療で、必要に応じて放射線治療も行われています。薬物療法のみでの完治は難しいのですが、放射線も行ったほうが生活の質が向上し、延命できることがわかっています。

肝細胞がん

早期であれば手術以外の治療法もある

肝臓がん（肝がん）には、肝臓から発症した原発性肝がんと、他の臓器のがん（原発巣）が肝臓に転移した転移性肝がんがあります。原発性肝がんの約90％が肝細胞がんで、残り約10％が胆管細胞がんです。

肝細胞がんのおもな原因は、B型およびC型肝炎ウイルスの持続感染によるものです。また最近では、肝炎ウイルス感染を伴わない肝細胞がんも増えています。そのおもな原因は脂肪肝であると言われています。

肝細胞がんの病期は、がんの大きさや個数、がんが肝臓内にとどまっているか、他の臓器に転移しているか、などによって決まります。

他の臓器への転移がなく、がんの数が1～3個で、大きさが3センチ以内なら、手術やラジオ波焼灼《しょうやく》療法で治療します。

ラジオ波焼灼療法は、体の外から針をがんに刺し、電気を通して針の先端に高熱を発生させて、がんを焼いて死滅させる治療法です。治療の際は麻酔をするので、激しい痛みはありません。

転移がなく、がんの大きさが3センチを超えるときは手術か塞栓《そくせん》療法、がんの数が4個以上の場合は塞栓療法、肝動注化学療法、分子標的薬で治療します。

塞栓療法は、肝動脈にカテーテルを挿入して、がんに栄養を運ぶ血管を塞ぎ、がんを「兵糧攻め」にする治療法、肝動注化学療法は、カテーテルを用いてがんに抗がん剤を注入する治療法です。また肝細胞がんの薬物療法では、分子標的薬による治療が標準治療になっています。

転移はないが、脈管（血管）にまで広がっている場合は、手術、塞栓療法、肝動注化学療法、分子標的薬が標準治療です。

他の臓器への転移がある場合、肝臓の障害の程度によって、分子標的薬で治療するか、肝移植（年齢が65歳以下）が検討されます。

なお手術後の再発の90％以上が肝臓内での再発と言われています。それ以外では、肺や副腎、リンパ節、腹膜などに転移することがあります。

胆管がん 手術できる場合は手術が第一選択

胆管は、肝臓から十二指腸へと胆汁（消化液）が流れる管状の組織です。この管の上皮に発生するのが胆管がんです。肝臓内で起こるもの（肝内胆管がん）は、肝細胞がんと一緒に原発性肝がんとして扱われます。

また胆のう（胆汁を一時的にためておく袋）や、十二指腸乳頭部（胆管と十二指腸が接するところ）のがんを合わせたものを胆道がんと言います。

がんによって胆管内が狭くなって胆汁が流れにくくなると、胆汁が胆管から逆流して血管の中に入り、黄疸《おうだん》の症状（肌や目の白い部分が黄色くなる）が出ます。また胆汁が腸内に流れなくなる白色便が出ることもあり、これらの症状が出て胆管がんに気づくこともあります。

治療はがんの切除が可能かどうかで変わってきます。切除可能で黄疸などの症状が出ている場合は、術前に肝道ドレナージ（胆汁がうまく流れるようにする）や門脈塞栓術（切除する側の肝臓の門脈を塞いで、残す側の肝臓の血流を増やす）などの処置が行われることもあります。術後補助療法として化学療法を行うこともありますが、まだ標準治療として確立していません。

手術に耐えられなかったり、すべてのがんを取り除けないなどの理由で、手術できない場合は、化学療法や放射線治療が行われます。胆道閉塞症がある場合は、胆道ドレナージや、胆道ステント（胆道を流す樹脂製のチューブを入れる）を行います。

胆管がんは治療成績があまりよくないがんの1つです。全国がん（成人病）センター協議会の生存率共同調査（2016年2月集計）によると、5年生存率は、Ⅰ期60・1％、Ⅱ期26・7％、Ⅲ期17・3％、Ⅳ期2・9％となっています。そのためⅢ期やⅣ期では、積極的な治療は行わず、痛みを抑える治療（疼痛コントロール）などに専念した緩和ケアを選択する人もいます。

治療法の選択は、担当医とよく相談しながら患者さん自身で行わなければなりません。別な医師の意見を聞きたいときは、セカンドオピニオンを受けて、納得してから治療法を選択しましょう。

膵臓がん
早期発見が難しく治療成績がよくないがん

膵臓《すいぞう》は、食べ物の消化を助ける膵液と、血糖値の調節を行うインスリンなどのホルモンをつくる臓器です。膵臓にできるがんの90％以上は膵管（膵液を運ぶ管）の細胞にできる膵管がんで、通常は膵管がんのことを膵臓がんと呼びます。

膵臓は胃の後ろの身体の深い場所にあることと、早期では症状が出にくいことから早期発見しにくく、治療成績がよくないがんの代表的な存在です。進行すると、腹痛や食欲不振、腹部膨満感、黄疸、腰や背中の痛みなどの症状が出てくることがありますが、その段階では、がんがかなり進行している可能性があります。

膵臓がんの標準治療は、手術、化学療法（抗がん剤）、放射線治療の3つです。このうちの1つ、または複数を組み合わせた集学的治療を行います。手術が可能な場合、術前と術後に補助療法として、抗がん剤治療を行うこともあります。

膵臓は頭部、体部、尾部に分かれます。がんが膵頭部の中心にある場合は、十二指腸、胆管、胆のうを含めて膵頭部を切除する膵頭十二指腸切除術が行われます。膵体尾部がんは、体部と尾部を切除します。がんが膵臓全体に及んでいる場合は、膵臓をすべて摘出します

がんの切除ができず、がんが十二指腸を塞いで食事が摂れないときは、胃と小腸をつなぐバイパス手術が行われます。胆管が塞がって黄疸が出ている場合も、胆管の小腸をつなぐバイパス手術を行われます。

膵臓がんの手術後は、食事がうまく食べられなくなるなど生活の質が低下するリスクがあります。また、手術すると糖尿病になるので、インスリン治療が必要になる場合もあります。手術を選択する場合は、主治医とよく話し合って決断してください。

遠隔転移がなくても、がんが血管などを巻き込んで手術できない場合は、抗がん剤と放射線療法を組み合わせた化学放射線療法が標準治療の1つとして推奨されています。また手術でがんを取り除いた後、抗がん剤治療を一定期間続けると、再発しにくくなったり、延命できることがわかっています。なお、再発した場合も、延命のために化学療法や化学放射線療法が行われます。

腎細胞がん　手術は標準治療だが早期なら局所療法も

腎臓がん（腎がん）のうち、腎実質（腎臓の尿をつくる部分で皮質と髄質に分かれる）の細胞ががん化して悪性腫瘍になったものが腎細胞がんです。一般的に、腎がんとは腎細胞がんのことを言います。

腎細胞がんは自覚症状がないため、早期の腎細胞がんは、他の病気の検診などで、偶然に発見されたり、肺や脳、骨に転移したがんが先に見つかって、腎細胞がんが発見されることも少なくありません。

腎細胞がんの標準治療は手術です。がんが小さい場合は、動脈塞栓術（腎臓に血液を送っている腎動脈を閉塞させる）や、経皮的局所療法（がんを凍らせて死滅させる経皮的凍結療法、がんを焼いて死滅させるラジオ波焼灼術）など局所療法が選択されることも増えてきました。身体への負担が少ない治療法ですが、どこの病院でも行うことができる一般的な治療法ではありません。

早期がんで、患者さんが高齢などで手術のリスクが高いときは、画像検査を定期的に行いながら経過を観察する監視療法を行うこともあります。

遠隔転移があるときは、薬物療法や放射線治療を行うこともあります。ただし放射線治療は脳や骨の転移がんには有効ですが、腎臓がんそのものに対しては有用性が低いため、行われることはありません。

薬物療法は、分子標的薬が標準治療ですが、免疫療法の1つであるサイトカイン療法や、免疫チェックポイント阻害剤が選択されることもあります。

手術には、がんのある部分だけを切除する腎部分切除術（腎機能温存手術）と、がんがある側の腎臓をすべて取り除く腎摘除術（根治的腎摘除術）があります。片方の腎臓を摘出しても、もう片方の腎臓で機能を補うことができます。ただし1個の腎臓だけでは生命維持が難しいこともあり、その場合は人工透析を行います。

がんが腎臓だけにとどまっていて、腎摘除を行った場合でも、20～30％が再発すると言われています。再発の治療も、薬物療法が中心になりますが、再発がんの手術も治療の選択肢の1つとなっています。

膀胱がん

早期ならお腹を切らずにがんを切除できる

私自身も罹患した膀胱がんは、尿路上皮のがん化によって起こります。90％以上は尿路上皮がんですが、まれに扁平上皮がんや腺がんの場合もあります。血尿が最も一般的な症状ですが、早期の場合は血尿が見られないことも珍しくありません。男性に多い傾向が見られ、60歳頃から増加して、高齢になるほど多くなります。

膀胱筋層に浸潤していない筋層非浸潤性がんには、表在性がん（膀胱内腔に隆起したがん）と上皮内がん（粘膜のみのがん化）があります。

表在性がんは内視鏡手術（TURBT＝経尿道的膀胱腫瘍切除術）で治療します。しかし表在性がんは膀胱内に再発しやすいので、抗がん剤やBCG（ウシ型弱毒結核菌）を膀胱内に注入する膀胱内注入療法も行われます。

表在性がんの多くは浸潤しにくく治療成績がよいのですが、中には放置すると進行する浸潤がんや転移の危険性があるハイリスク筋層非浸潤性がんと呼ばれるタイプもあります。

一方、筋層まで浸潤する筋層浸潤性がんは、骨盤内のリンパ節郭清《かくせい》を伴う手術（膀胱全摘術＋尿路変向術）や抗がん剤治療が行われます。これらの治療は、転移のリスクが高い筋層非浸潤性がんでも行われます。最近は腹腔鏡下手術や、ダヴィンチと呼ばれるロボットが手術を助けるロボット支援手術（先進医療）も行われています。

尿路変更術は、尿の通り道を新たにつくる手術です。お腹に尿を排出する出口（ストーマ）をつくる場合は、装具が必要になります。装具が不要な自排尿型新膀胱造設術では、尿意は感じませんが腹圧を使って自力で排尿することができます。

リンパ節や周りの臓器に転移し、膀胱全摘しても再発や転移の可能性が高いと判断された場合には、膀胱摘出の前か後に化学療法を行います。

また膀胱全摘を望まない場合、化学放射線療法を行い、膀胱の温存を目指す治療も行われています。しかしこの方法で膀胱を5年間温存できる可能性は6割以下であり、温存した膀胱にがんが再発する危険性もあります。この治療法を選択する場合は、担当医と相談し再発のリスクなどを理解した上で選択してください。

乳がん　部分切除＋放射線治療でも乳房全摘と治癒率は同じ

乳がんはがん検診や、乳房のしこりに自分で気づいて発見される場合が多いようです。乳房の近くには、わきの下のリンパ節（腋窩《えきか》リンパ節）や、胸骨のそばのリンパ節（内胸リンパ節）、鎖骨上のリンパ節に転移しやすく、さらに進行すると骨や肺、肝臓などに遠隔転移することもあります。

乳がんの治療は手術が基本で、乳房を温存する乳房部分切除術と、乳房を全摘する乳房切除術があります。しこりが大きい場合は、術前薬物療法（抗がん剤）で腫瘍を小さくしてから手術を行います。手術後は放射線治療を行って再発を防ぎます。

乳がんが大きく広がっていたり、複数のしこりが離れた場所にある多発性の場合は、乳房切除術を行うこともあります。術前にリンパ節転移が明らかな場合は、わきの下のリンパ節郭清も行われます。

失われた乳房を取り戻すため、乳房再建術を行うこともできます。乳房再建術は、乳房切除と同時にも行うこともでき（時間をおいてから行うこともある）、保険の適用が拡大されています。ただし自費診療になる場合もあるので、担当医とよく相談しましょう。

なお現在、乳房をすべて切除するのと、部分切除に放射線照射を加える乳房温存術では、長期生存率に差はないことが明らかになっています。担当医から乳房切除術をすすめられ、納得がいかない場合はセカンドオピニオンを受けるとよいでしょう。

手術の治療効果を補ったり、再発や転移を予防するために、薬物療法が行われる場合もあります。薬物療法には、女性ホルモンの分泌や働きを妨げて乳がんの増殖を抑える薬や、抗がん剤、分子標的治療薬が用いられます。どの薬を用いるかは、病理検査でがんの性質を調べてから決定します。

一般に、がんは5年間再発がなければ治癒したとみなしますが、乳がんは5年後の再発の可能性もあるため、10年は経過観察が必要とされています。5年後は1年間隔の診察が一般的ですが、自分でも治療したほうの胸や、反対側の乳房の触診を怠らないようにしましょう。

子宮頸がん

化学放射線療法は手術より治療成績がよい

子宮頸がんは、子宮の入り口の子宮頸部に発生します。がん検診が行われているがんの1つなので、検診を受けていれば早期発見できる可能性が高いがんです。予後のよいがんですが進行すると治療が難しくなるので早期発見が大切です。進行すると、不正出血や、おりものが増えたりします。さらに進むと下腹部や腰が痛んだり、尿や便に血が混じることもあります。

子宮頸がんの治療は、手術、放射線治療、薬物療法があり、それぞれを単独もしくは組み合わせて行います。

がんになる手前の「前がん病変」でも治療しますが、前がん病変およびⅠ～Ⅱ期であれば手術が第1選択です。がんの広がりによって、子宮頸部だけの切除（円錐切除術）や、子宮全部（単純子宮全摘出術）、子宮頸部の周りの組織も切除する場合（準広範子宮全摘出術・広範子宮全摘出術）があります。将来、妊娠を希望する場合の手術法もあるのですが、かなり難しい手術です。

単純子宮全摘出術では、お腹を切らずに膣から器具を入れて切除する膣式手術や、おなかの傷が小さい腹腔鏡下手術も行われていますが、これらの手術ができる病院は限られています。


ある程度進行した子宮頸がんでは、化学放射線療法が行われています。子宮頸がんの放射線治療は手術と同等という報告があります。化学放射線療法は手術よりも治療成績がよいという報告もあります。

また子宮頸がんでは、病期に関わらず放射線治療を行うことができます。最近は放射線治療を選択する人が増えつつあり、私も治療法の選択に迷っている患者さんにすすめることがあります。ただし放射線治療を行うと妊娠できなくなります。

進行した子宮がんでは、手術または放射線治療・化学放射線療法を行った後は、再発リスクに応じた放射線治療や化学放射線療法が行われています。

遠隔転移がある進行がんや、がんが再発した場合は、抗がん剤や分子標的薬を用いて、延命を目指す治療を行います。

子宮体がん　手術が第一選択で術後に抗がん剤を行うことも

子宮体がん（子宮内膜がん）は子宮体部にできるがんです。中高年に多い女性のがんで、子宮頸がんが20歳代後半から増加して40歳代でピークを迎えるのに対し、子宮体がんは40歳頃から増加して50歳から60歳代でピークを迎えます。

治療の第1選択は手術です。手術でがんを取り除くと同時に、採取したがんの細胞診を行い、がんの組織型や悪性度、がんの広がりなどから再発リスクを予測し、放射線治療や薬物療法などを行うかどうかを判断します。

子宮体がんの手術は子宮と、卵巣および卵管を摘出することが基本になります。条件を満たせば卵巣や子宮を残すことが可能になる場合もありますが、再発のリスクが高くなります。

開腹手術が基本ですが、早期であれば腹腔鏡下手術や、手術用ロボットを遠隔操作して行うロボット支援下手術ができる場合もあります。ただし、これらの手術はできる病院は限られています。手術では子宮、卵巣、卵管と同時に、骨盤内リンパ節郭清や腹部大動脈周囲のリンパ節郭清を行う場合もあります。

これらの手術の合併症として、足がむくむ症状（リンパ浮腫）や排尿障害、便秘などが起こることがあります。その場合、症状に応じたケアが必要です。

また閉経前に卵巣を摘出すると、女性ホルモンが減少するため、更年期障害のような症状が起こりやすくなります。

手術後、再発リスクが低い場合は経過観察を行い、リスクが高い場合は薬物療法（抗がん剤）を行います。また手術でがんをすべて切除しきれないときや、がんが再発したときの治療も薬物療法が行われます。このときに用いられる薬も抗がん剤が基本ですが、再発リスクが高い場合は内分泌療法薬（黄体ホルモン薬）を補助療法として用います。

再発予防を目的とした放射線治療が行われることもあります。高齢者などで手術できない場合に、がんを小さくする目的でも行われます。また、がんの進行や転移による痛み、出血などを抑えるために放射線照射を行うこともあります。

卵巣がん

進行してから見つかることが多いがん

卵巣がんは40歳代から増加をはじめ、50歳代前半でピークを迎え、その後は減少します。下腹部のしこりや、おなかの張りや痛みなどの症状で受診して見つかることが多いのですが、このときにはがんが進行している可能性があります。気になる症状があるときは早期に受診しましょう。進行すると、お腹の中にがんが広がる腹膜播種《はしゅ》が起こりやすくなります。

卵巣がんの病期は、手術をして、がんがどのくらい広がっていたかを判定する「手術進行期分類」で決定します。術後の病理検査の結果が悪性なら、切除可能な部分を取る再手術を行うこともあります。

基本的な手術は卵巣と卵管、子宮、大網（胃の下側から腸の前に垂れ下がった腹膜）を摘出します。手術後は、子宮体がんと同様、更年期障害やリンパ浮腫などの合併症が起こる場合があります。

卵巣がんでは、残ったがんの大きさが予後に影響するので、転移がある場合には腸管部分切除や横隔膜切除、脾臓摘出などの「腫瘍減量術」を行うこともあります。

また病期の決定に腹水細胞診が欠かせないので、必要に応じて腹膜生検を行い、腹膜播腫があるかどうかを調べます。

さらに病期決定のために、広くリンパ節を取る後腹膜リンパ節郭清や、一部のリンパ節の生検を行ってリンパ節転移があるかどうかを確認することもあります。

進行がんで見つかることが多いため、卵巣がんは術後に化学療法（抗がん剤）が行われることがほとんどです。早期発見の場合も、がんのタイプによって再発の危険があるため、化学療法を行うことがあります。初回手術の前に化学療法を行って、がんを小さくしてから手術する場合もあります。化学療法と併用して、分子標的治療を行うこともあります。

放射線治療も行われますが、再発した場合の疼痛や出血などの症状を緩和するのが目的です。脳に転移している場合は、症状の緩和だけでなく予後の改善のために行うことがあります。

前立腺がん 進行がゆっくりなタイプなら監視療法

男性のみにある臓器、前立腺は膀胱の下にあり、尿道のまわりを取り囲んでいます。前立腺でつくられる前立腺液には、ＰＳＡというたんぱく質が含まれています。ほとんどのＰＳＡは前立腺から精液中に分泌されますが、ごく一部が血液中に取り込まれます。

この血液中のＰＳＡの値を調べる前立腺がんの検診が、人間ドックや一部の住民検診などで行われていますが、私はこれは受けるべきではないと考えています。その理由は、第1章で述べましたが、前立腺がんは見つける必要のないがんの1つだからです。89ページの表のように、前立腺がんの5年生存率は3期でも１００％です。また前立腺がんの中には、進行がゆっくりで、寿命に影響しないと考えられるがんもあるのです。

そのため、余命に影響がないと判断された前立腺がんは監視療法といって、3～6カ月ごとの直腸診とＰＳＡ検査、および1～3年ごとの前立腺生検を行って治療するかどうかを検討します。針で前立腺を刺す生検は患者にとって負担が大きい検査ですが、最近はＭＲＩ検査で代用できるようになってきました。

治療が必要な前立腺がんの第1選択は、一般的には手術と言われています。前立腺と精のうを摘出してから、膀胱と尿道をつなぐ前立腺全摘除術を行います。また前立腺の周囲のリンパ節郭清を行うこともあります。手術には開腹手術や腹腔鏡下手術、ロボット手術などがありますが、いずれの手術でも術後の合併症として、尿失禁や性機能障害（勃起障害）が起こることがあります。

一方、最近では手術ではなく放射線治療を選ぶ人も増えています。第1章でも述べましたが、手術と放射線の治癒率は変わらないというデータがあり、欧米では放射線が第1選択となりつつあります。担当医に手術をすすめられている場合は、放射線科の医師のセカンドオピニオンを受けるとよいでしょう。

なお、前立腺がんが他の臓器に転移した場合などに、内分泌療法（ホルモン療法）を行うことがあります。ホルモン療法が効かなくなってきたときは、抗がん剤で治療することもあります。

喉頭がん 進行がんでも放射線＋抗がん剤で治療できる

喉頭《こうとう》は「のどぼとけ」のところにある気管と咽頭（鼻の奥から食道までの飲食物と空気の通り道）をつなぐ器官です。飲食物を飲み込むときは、喉頭蓋《がい》というフタを閉じて誤嚥（飲食物が間違えて気管に入る）を防ぎます。また喉頭には声帯を振動させて声を出すという働きもあります。

喉頭がんは声門がん、声門上部がん、声門下部がんの3つに分けられます。最も多いのは声門がんで、喉頭がんの半数以上を占めますが、進行するまでは転移しません。声門上部がんと声門下部がんは、リンパ節に転移しやすい特徴があります。50～80歳代の男性に急増するがんですが、女性がかかる場合もあります。

早期の喉頭がんの治療は、おもに放射線治療や、喉頭を残す喉頭温存手術で治療します。進行している場合は、従来は喉頭をすべて取り除く喉頭全摘出術を行っていましたが、最近は放射線治療と抗がん剤を併用した化学放射線療法で、声を残す方法を選ぶ人が多くなってきました。

単独の放射線治療は、Ⅰ〜Ⅱ期の早期に行います。1週間に5回の頻度で、分割して行うのが一般的です。声門がんの放射線治療は、90%以上の5年生存率を示しています。

Ⅲ〜Ⅳ期の喉頭がんでも、抗がん剤を併用し、1回の線量を減らして1日2〜3回照射することで副作用を減らす過分割照射法を行ったところ、手術に劣らない生存率が得られたという報告があります。

進行がん化した喉頭がんには、強度変調放射線治療（ＩＭＲＴ）も行われるようになってきました。いろいろな方向からの放射線量をコンピューターで調節できるため、複雑な形のがんでも適切な量の放射線を照射できるという特徴があります。

手術を選択する場合は、できる限り喉頭温存手術を行いますが、がんが取りきれないほど進行しているときには喉頭全摘出術を行います。全摘すると手術直後はまったく声を出すことはできなくなりますが、訓練すると食道を使って声が出せるようになります。また発生を補助する人工喉頭という器具もあります。

咽頭がん

放射線を中心とした治療の成績が向上

咽頭《いんとう》は鼻の奥から食道までの飲食物と空気が通る部位で、上から上咽頭、中咽頭、下咽頭の3つの部位に分かれます。上咽頭は鼻からの呼吸で空気の通り道。中咽頭は咽頭の中間部分で、口の上部の奥にある軟口蓋《なんこうがい》、口の奥の突き当たりである口蓋扁《こうがいへん》桃《とう》、舌の奥の付け根部分である舌根《ぜっこん》が含まれます。下咽頭は咽頭の最も下の部分で、食道と中咽頭、気管とつながっている喉頭に隣接しています。

上咽頭がんは、手術が難しい部位であるため、手術はほとんどなく、放射線治療が優先されます。身体の表面から放射線をあてる外部照射を6～7週間で30～35回くらい行います。化学放射線療法を行うこともあります。抗がん剤を用いることで、放射線治療の効果が高まります。

中咽頭がんと下咽頭がんでは手術か放射線治療を選択することになりますが、最近はリンパ節転移が見られるような場合でも放射線治療が優先されるようになってきました。

進行がんでも、放射線治療と抗がん剤を同時に行う化学放射線同時併用治療や、放射線の後に補助的に抗がん剤を用いる方法で、生存率が上がったという報告も増えてきています。また咽頭がんと同じように、強度変調放射線治療（ＩＭＲＴ）も行われるようになってきました。

この他、のどに細い管を入れて行う腔内照射や、放射線を病変の形状に正確に一致させて3次元的に集中照射する定位放射線治療、過分割照射法などの有用性も証明されていますが、これらの治療ができる病院は限られています。

中咽頭がんと下咽頭がんの手術はがんとリンパ節の切除が中心です。いずれも高い頻度で頸部リンパ節に転移がみられるので、転移していたり、転移の確率が高い場合には頸部リンパ節を切除します（頸部郭清術）。リンパ節への転移がない場合でも、予防的に頸部郭清術を行うこともあります。

切除した部位の機能が失われるときは、再建手術を行って飲み込むことや発声の機能などができるだけ保てるようにします。

舌がん
がんの大きさにより放射線で治療できる場合も

舌がんは舌にできる口腔がんの1つです。口腔がんには、舌の他、歯茎や上あご、頬の粘膜などにもできます。なお、舌根の部分にできたがんは、舌がんではなく中咽頭がんに分類されます。

舌がんは、鏡を使えば自分で見つけることができるがんです。舌の両脇の部分にできることが多く、裏側にできることもあります。自覚症状に、舌の硬いしこりやただれがあります。進行すると、舌に痛みや出血が持続したり、口臭が強くなることもあります。気になる症状があるときに、耳鼻咽喉科か歯科を受診すれば早期発見できる可能性があります。

舌がんの治療は手術が中心ですが、舌がんの広がりを示すT1かT2で腫瘍の厚さが1センチを超えない場合や、T3または腫瘍の厚さが1センチを超える場合、放射線治療の1つ、組織内照射を行う場合があります。組織内照射とは、管や針などを使って、放射線を放出する物質（放射性同位元素）を、がん組織やその周辺の組織に直接照射する治療法です。組織内照射の後、がんが残っている場合は、手術を行います。術後に薬物療法と放射線治療を組み合わせる術後補助療法を行うこともあります。

舌がんの手術は、舌の可動部の一部分を切除する手術（舌部分切除術）では、食べたり飲み込む機能や、発音する機能にはあまり影響がありません。

がんが大きい場合は、がんのある側の舌を半分切除する手術（舌半側切除術）を行います。舌の機能を維持する再建手術を合わせて行うこともあります。

さらに舌の半分以上を切除することを舌亜全摘出術、舌のすべてを切除することを舌全摘出術といいます。舌を半分以上切除すると、舌の機能の維持が難しいため、再建手術を行わなくてはなりません。患者さん自身の太ももやおなか、胸、腕などから採取した皮膚や脂肪、筋肉などを移植して、残った舌が機能できるようにします。

なおリンパ節への転移がある場合、リンパ節を周りの組織ごと取り除く頸部郭清術が行われることもあります。転移がなくても、リンパ節転移が起こる危険性が高いと判断された場合にも予防的頸部郭清術を行います。

脳腫瘍 転移性脳腫瘍にはガンマナイフなどの治療が有効

脳腫瘍は頭蓋骨の中にできる腫瘍の総称で、脳組織から発生する原発性脳腫瘍と、他の臓器のがんが遠隔転移して増殖する転移性脳腫瘍の2つに分けられます。

転移性脳腫瘍では、放射線治療がめざましい成績をあげています。もともと脳腫瘍の治療は手術が中心でしたが、腫瘍の周りの正常細胞を傷つける可能性が高い開頭手術は、術後に深刻な機能障害をともなうリスクがあります。これに対しガンマナイフ（刃物で切り取るような精密な放射線）などの放射線治療は、開頭せず、かつ病巣部をピンポイントで治療できます。

原発性脳腫瘍の中で、成人によく見られる神経膠腫は、脳の組織と混じり合っているため、手術で取りにくいがんです。それでも治療はまず手術を行い、取り残したがんを消滅させるため、広範囲に放射線を照射します。最近は抗がん剤を併用した化学放射線療法が高い効果をあげています。子どもの脳腫瘍で最も多い髄芽腫《ずいがしゅ》も化学放射線療法が行われるようになってきており、治療成績も向上しています。

白血病　抗がん剤で寛解を目指すのが第一選択

「血液のがん」と呼ばれる白血病ですが、ここでは最も多い急性骨髄性白血病について述べます。急性骨髄性白血病は、血液をつくる過程の未熟な血液細胞である骨髄芽《こうずいが》球《きゅう》に遺伝子異常が起こり、がん化した細胞（白血病細胞）が増殖して発症します。

治療の中心は化学療法（抗がん剤）ですが、65歳以下（小児を除く）と高齢者（65歳以上）では、抗がん剤の種類などの治療方針が異なります。血液のがんでは、がん細胞の存在を確認できなくなった状態を「寛解」と言います。寛解しても、体内にはがん細胞が残っており、治療を継続しなければ再発する可能性があります。

抗がん剤の後で、正常な血球をつくる力や免疫系を回復させるために造血幹細胞《かんさいぼう》移植を行うこともあります。あらかじめ保存しておいた自分の造血幹細胞の移植（自家移植）と、他人（ドナー）の造血幹細胞の移植（同種移植）があります。この治療の準備として、放射線の全身への照射を行って、血液をつくる臓器である骨髄を空っぽにする治療を行うことがあります。

悪性リンパ腫

抗がん剤が中心だが放射線だけで消えることも

悪性リンパ腫は、血液の成分であるリンパ腫のがんで、ホジキン腫と非ホジキン腫の2つに分類されます。どちらのタイプかで、治療法は大きく異なりますが、いずれも放射線治療が効果的です。

ホジキン腫は、首のリンパ腺が腫れて発症することが多く、そこから規則正しく転移していくため、治療する範囲もはっきりしています。そのため、放射線治療を集中して完治させることが可能ですが、照射範囲は広範になります。非ホジキン腫は、ホジキン腫と違って不規則にがんが転移していくので、広範囲に照射することは少なく、発症したリンパ腫に範囲を限定して放射線を照射します。

最近は抗がん剤治療が中心になってきていますが、首やのど、胃の粘膜などにできる悪性リンパ腫は放射線だけで治ることがあります。

また急性骨髄性白血病と同じように、悪性リンパ腫や多発性骨髄腫などでも、造血幹細胞移植を行う場合、その前に全身に放射線を照射することがあります。

第5章

がんとともに生きるには

私ががんになって考えたこと

がんは全体の5年生存率が68％（国立がん研究センターが2020年に発表）と、不治の病ではなくなりました。しかし、早期で発見できないこともありますし、治療成績のよくないがんもあります。本章ではそんなときのための「がんの練習」についてお話ししたいと思います。

私自身もがんを発症したわけですが、がんがわかったとき、最初に思ったのは「私ががんに？　なぜ？」でした。青天の霹靂《へきれき》だったのです。

なぜなら、私がかかった膀胱がんは1万人に1人くらいの珍しいがんの1つです。また男性の膀胱がんの原因の50％以上は喫煙と言われていますが、私はたばこは吸いません。また毎朝スポーツジムに通い運動を欠かしません。お酒は好きですが、自宅で2～3合の晩酌をするくらいです。がんになったのは「運が悪い」としか言いようがありません。

しかし、青天の霹靂と思ったのは、こうしたデータ的なものだけではなく、「自分はがんにはならない」と思い込んでいたからです。動物は「自分がいつか死ぬ」と思って生きていませんが、人間も本能では同じなのでしょう。

だからこそ、もし自分ががんになったときのことを考えることは重要です。それが治らないがんだったとしたら、残った時間をどう生きるかということも考えなければなりません。それを私は「がんの練習」と呼んでいます。

がんが治せないとわかると、そこから徐々に死に向かっていくことになります。それでも年単位、場合によっては2年以上の時間がありますが、その間、死の恐怖と闘わなければなりません。

逆に言えば、がんによる死は、心筋梗塞などで起こる突然死ではなく、「予見される死」です。「人生の仕上げ」にできるだけ多くの時間が与えられていると考えることもできます。しかしそのメリットを活かして死んでいった患者さんはほんの一握りのように思います。

がんはこれからも増えていくと予想されています。それだけ死を受け入れる準備をしていく必要性が高くなるということです。重いテーマではありますが、がん知識の中で、このことは避けて通れないのです。

5年生存率とはどういう意味か？

がんは時間がとても重要な病気です。1個のがん化した細胞が1センチの大きさになるのには20年かかります。1センチというのは画像診断できる大きさです。第2章で「夢のがん検診」としてマイクロRNAによる検査法を紹介しましたが、この大きさになるまで待たなければ確定診断はできないのです。

がんが1〜2センチのうちに見つけられれば早期がんで、だいたい治すことができます。そこで見つからなければ、さらに大きくなり、ある時点で転移します。転移した場合は、基本的に治すことは困難です。

また、がんの治療が成功しても、再発の危険性が伴います。その時間はだいたい2年くらいですが、それ以降に再発することもあります。乳がんは10年経過観察が必要と言われていますが、アメリカの歌手、オリビア・ニュートンジョンは、25年後に再発しました。

しかしがんの多くは、早期であれば5年後の再発はほとんどありません。5年生存率というのはその目安で、「完治」ではありません。がんは基本的に完治はありえないのです。

私の膀胱がんはステージIで、内視鏡手術（経尿道的膀胱腫瘍切除術）でがんを取りのぞきましたが、術後、がん細胞の病理検査で質の悪いがん（ハイグレード）であることがわかりました。ハイグレードの場合は、1年以内の再発率が24％、5年以内は46％にも上ります。早期発見の私のケースでも、半々の確率で5年以内に　再発するのです。

そのため、早期がんの治療を終えた患者さんたちも、5年間は再発の恐怖と闘い続けることになります。例えば、その5年間は旅行に行くとか、人生の楽しみをできるだけがまんして、5年たったら祝杯をあげるという患者さんがたくさんいます。実際、「5年たてばもう大丈夫」と患者さんは言います。医者もそれに近いことを患者さんに言います。

しかし、「5」という数字にはほとんど根拠がありません。なぜ「5」なのかは10

進法でキリのいい数字だからです。それ以外の意味はありません。5年1カ月で再発することだってありうるのです。

寿命が延びれば誰でもがんになる

日本のがんによる死亡者数は一貫して増え続けています。1981年に日本人の死亡原因のトップに躍り出て、それがずっと続いています。2016年の死亡者数は37万2986人で、1985年の約2倍になりました。現在、がんは死亡原因の約3割を占め、2位の心疾患や3位の肺炎の約3倍にも上ります。

がんが急増している理由は、日本人の急速な高齢化にあります。高齢になるほど、がんにかかるリスクが高まるのですから、寿命が延びれば延びるほど、がんになる人も増えてきます。がんは一種の老化といえる病気なのです。

がん細胞は遺伝子の「経年劣化」によって、正常な細胞が不死化したものです。毎日体内に発生するがん細胞は、年齢とともに増えていきますが、免疫細胞が未然に撃退していきます。これを「免疫監視機構」と言いますが、免疫力も年齢とともに衰えていくので、高齢になるほどがんが増えていくのです。男性が生涯でがんになる割合は6割を超えますが、55歳までは5％程度にすぎません。それが65歳まででは15％、75歳まででは30％以上になります。

その一方で、年齢構成をそろえた「年齢調整死亡率」というデータでは、1990年代後半から、がんの死亡者数は減り続けています。しかしこれをもって「高齢化の影響を除けば、昔よりがん死亡は減っているじゃないか」と言っても意味はありません。企業の定年は60歳から65歳に引き上げられ、高齢者も人生100年を見据えて長く働く時代ですから、やっとセカンドライフを楽しもうというときに、がんになって人生設計が狂ってしまうということも起こりかねないのです。

なぜ人間は死を恐れるようになったのか

約46億年前に地球ができ、約38億年前に最初の生物が誕生しました。バクテリア（細菌）の仲間の原核生物です。そして約18～20億年の年月を経て、人類につながる真核生物が誕生しました。

バクテリアには寿命がありません。原核生物には「性」がないので、DNAを単純に複製して、まったく同じ細胞をつくり出します。そして限りなく分裂を繰り返しますが、子孫の細胞はみな同じものです。進化はしませんが、細胞は「不死」です。

一方、真核生物が選んだ有性生殖では、父と母からのDNAをミックスして多様な子孫をつくることができます。しかし、その代償として無限に細胞分裂することができなくなりました。つまり死を運命づけられたわけです。

遺伝子（DNAの遺伝情報を伝える領域）は、有性生殖によって世代を経るうちに少しずつ変化し、結果的に体細胞も変化します。そして、より環境に適応した体細胞を持ったものが生き残ります。このように遺伝子は、自分が作った乗り物である体細胞（身体）を通して、他の遺伝子と競争しているのです。そして真核生物は、進化の過程で複雑になった身体を制御するため、脳を生み出しました。

脳は基本的な構造を変えるのではなく、新しい部分を古い構造に「建て増しする」ようにして進化しました。約500万年前の人類誕生の時点では、脳の容積は500cc

程度でしたが、現代人の平均脳容量は１４００ccに達します。３倍近く拡大したのはもっぱら大脳で、人類の歴史は大脳の発達の歴史でもあったのです。

大脳は言語を生み出し、農耕を始め、都市をつくり出しました。恩師の養老孟司《ようろうたけし》先生が、名著『唯脳論』で述べられているように、都市は脳の産物です。すべての人工物はヒトの脳が生み出したもので、都市にあるのはすべて人工物なのです。

自然は変化しますが、人工物は不変です。都市は自然を排除しようとします。そして人工物の象徴である都市を作り上げた私たちの大脳も、やはり自然を避けていきます。その最も忌避すべき相手が「死」なのです。

大脳を持った動物、例えばイヌやネコでさえも、自分が死ぬことを恐れているとは思えません。そればかりか、「自分がいつか死ぬこと」もわかっていません。動物の大脳は、死を怖がるほど発達していないのです。

ところが人間は、大脳をさらに進化させた結果、自分が死ぬ存在であることを知ってしまいました。遺伝子の乗り物に過ぎなかった身体が、死（＝自然）を嫌う大脳を生み出し、自分が死ぬことに納得できなくなってしまったのです。

私たちの遠い祖先である原核生物は、有性生殖と引き替えに「個体の死」を選択しました。さらに人間は、自分たちが発達させてきた巨大な大脳によって死の恐怖を引き受けることになったのです。

死後の世界を信じることができなくなった日本人

私たちは進化の歴史の中で、個体が死ぬことを選びました。しかし、大脳は死を否定します。この苦悩を解消するために人類は宗教を生み出しました。

ユダヤ教、キリスト教、イスラム教は起源を同じくする一神教です。世界の人口の半分以上がこれらの一神教を信じています。

一神教、特にキリスト教とイスラム教では、天国での「永遠の命」の存在を主張します。これらはそれぞれの啓典である聖書やコーラン（クルアーン）にも記されています。聖典に書かれていることは神の教えのすべてであり、そこに書かれている言葉が消えたり、改竄《かいざん》されることはありません。

その意味で一神教は極めて「言語的」であり、都市と同じように「人工的」です。言語の抽象化の力を借りると、ライオンや犬は「動物」に、リンゴや柳は「植物」へとまとめられていきます。これを繰り返していくと、最後はピラミッドの最上階に行きつきます。これが「一神教の神」です。神とは大脳と言語の産物なのです。

これに対し、日本人は自然の中に神を見いだしました。言葉によって抽象化された絶対神や経典もありません。さらに、もともとはヒンズー教の神様であった弁天様や大黒様など、他の国の神様をミックスすることも平気で行います。

その際たるものが神仏習合です。日本古来の神と外来宗教である仏教を結びつけた「ごった煮」信仰とも言えるものです。一神教は砂漠の過酷な地、パレスチナで生まれた宗教ですが、四季や豊かな自然の中で暮らしてきた日本人には、一神教を必要としなかったのでしょう。

また日本に輸入され根づいたかに見える仏教も、お釈迦様は「極楽」や「浄土」といった「死後の世界」について語ってはいません。そもそも、お経はお釈迦様の言葉を伝えたものではありません。また経典（お経）がたくさんあるというのは、一神教の世界では考えられないことです。

極楽浄土は仏教が誕生して、ずっと後世になって作られた概念ですが、それが信じられていたのは、せいぜい平安から鎌倉時代までです。このため現代の日本人の多くは「死後の世界」を信じることができません。大脳が作り上げた「一神教と死後世界」という死を受け入れるためにカードを持っていないのです。その結果、日本は、世界でも類を見ない「死への支え」がない国になってしまったのです。

余命告知されたらどうすればよいのか

理屈っぽい話が続きましたが、結論を言うと、日本人は心安らかに死ぬことができない国民です。国際的にも世界史的にも、日本人は「死の不安」のフロントランナーになってしまったのです。

さて話をがんに戻しましょう。がんが治らないとわかっても、死までの時間はかなり残されます。多くの場合は年単位の時間が残されているのです。ところが最近は、医師が「余命は半年です」などと余命告知をすることが珍しくなくなりました。

私は軽々しく余命告知することには反対です。そもそも、余命を予測すること自体が、専門医にも難しいことなのです。

アメリカのデータですが、治る見込みのない患者さんに対し、症状をとる目的で放射線治療を行った739名の患者さんの「余命」を、6人の放射線治療医に予測してもらい、実際の余命と比較した研究論文があります。

実際の余命と医師の予測の差は、全体の平均で約3カ月マイナスでした。つまり医師の予想が楽観的だったことになります。一方、実際の余命が13カ月以上の場合では、医師は平均で1カ月ほど短く予想していました。余命が1年を超えた場合は、医師の予想は悲観的すぎたわけです。また739名の患者さんの余命の中央値（余命が長いほうから短い方に順に並べた真ん中の値）は、約4カ月でしたが、最大値は3年9カ月でした。このように余命には幅があるのです。

私の経験でも、食道がんの化学放射線療法の後に再発した37人の患者さんの、再発後の中央値は約9カ月で、最小値は1カ月、最大値は約3年と大きなばらつきがありました。このように、がんの余命告知にはそもそも無理があるのです。

生命は本来、動物も人間も、時間に縛られることが前提にはなっていません。そんな中で、余命3カ月などと告げられると、人間はかえって生きにくくなるのではないかと思います。つらさだけが募り、残りの時間のクオリティーが下がるような気もします。「残り時間で人生をたたむ支度をしたい」という患者さんもいますが、それは余命を告げるかどうかに関係なく、多くの患者さんにとって必要なことでしょう。

死の恐怖をどう乗り越えればよいのか

死の恐怖には少なくとも2種類あると思います。1つは生から死にいたる過程で起こる「死の苦しみ」に対する恐怖。もう1つは死んだ後の恐怖、つまり自分という存在が消滅する恐怖です。

多くの日本人が怖いと思うのは、死の苦しみでしょう。死ぬときにどんなに苦しむのかと想像するのは確かに恐怖です。ただ誰も死んだときの体験を語れませんから、死が苦しいものかどうかはわかりません。

しかし死に至る闘病中の苦痛は、医療技術の発展によって、減らすことができるようになっています。日本では終末期のがん患者さんの多くが、身体的な痛みなどに苦しんでいますが、それは緩和ケア（苦痛をとりのぞく治療）が普及していないことが大きな原因です。

がんの痛みをとるのは、モルヒネなどに代表される「医療用麻薬」です。この医療用麻薬の国民1人あたりの使用量が、日本はアメリカの20分の1にとどまっています。これでは、死ぬまで痛みに苦しむことになってしまいます。今後、がんの緩和ケアが、あたりまえのものとして、すべての患者さんに提供できるようになれば、死は苦しみであるというイメージは払拭されると思います。しかも、緩和ケアで苦痛をとりのぞくと、余命が長くなる傾向もあるのです。

しかし死の苦しみをとりのぞいても、「死そのものの恐怖」からは逃れられないように思われます。前述したように、死を恐れることができるのは、大脳を発達させた人間だけの特権です。死の恐怖は進化の到達点であり、宗教がなければ死を恐れるのは当然のことなのです。ですから、信仰を持つことも一案ですが、誰もができることではありません。

それよりも、がんによる死は「予見される死」であり、そのメリットを活かすことを考えてはどうかと私は考えます。予見される死には、「さよなら」の時間があるはずです。苦痛をとる治療によって命の時間をできるだけ延ばしながら、自分が生きてきた世界に「さよなら」もしっかり言う。このバランスをどうとるかは、私が口出しすることではありません。ひとりひとりで考えてみてください。

食欲があるなら好きなものを食べてよい

がんはなぜ私たちの命を奪ってしまうのでしょうか。前述したように、私たちの身体の細胞は、本来死んでいく細胞を補うために、日々細胞分裂を繰り返しています。細胞分裂するには栄養をとらなければなりません。

また細胞同士は仲よく助け合って生きています。ときには身体のために、自分から死ぬ細胞もあります（アポトーシスと呼ばれる現象）。

これに対し、がん細胞は死ぬことなく、際限なく増えていく性質を持っています。がん細胞が増えるのにも栄養が必要ですから、がんはその人の栄養を使いきるまで増え続けます。ごく一部のケースを除いて、がんで死ぬということは、基本的に臓器の栄養失調で死ぬということです。

本来は正常な細胞が必要とする栄養分を、がん細胞が横取りして増殖するため、進行がんや末期がんの患者さんはやせていきます。これについては、第3章でも述べましたが、逆に言えば、がん患者さんは低栄養にならないように、しっかり食事をとらないと、余命を縮めてしまうのです。

がんの治療中でも、食欲があれば好きなものを食べてかまいません。これも第3章で述べましたが、がんになって野菜中心の食事に変えるのは低栄養を招く恐れがあり、まったく無意味です。逆に、たんぱく質はしっかりとったほうがよいので、肉などを制限する必要もありません。

お酒も飲みたいのであれば、晩酌程度なら問題ないでしょう。私の場合は早期がんでしたが、内視鏡手術の5日後には飲酒しました。また購入するワインが、それまで1本1500円ぐらいだったのが、3000円ぐらいになりました。特に意識はしていないのですが、生きているうちにおいしいお酒を飲みたいという気持ちの現れなのかもしれません。

好きなものを食べてよいといっても、がんの闘病中は、病気の前に比べて食欲が落ちる人もいます。そんなときは、栄養バランスのよい食事を少量ずつ器に盛り付けてゆっくり食べるようにしましょう。また間食で栄養を補うことも大事です。

放射線治療や抗がん剤の影響で食欲がなくなったり、治療の副作用で吐き気がしたり、味覚が変化してしまうこともあります。吐き気は見た目などが誘因になることもあるので、このようなときは料理の盛り付けや器の彩りなどにも気を配りましょう。味覚の変化に対しては、味付けを工夫してみましょう。食欲がなくても、体調がそれほど悪くなければ家族で会話しながら楽しく食卓を囲むことが大切です。

残された日々を穏やかに生きるには

医師から「根治が難しい」と言われたとき、「最後まであきらめずにがんと闘いたい」、あるいは「できるだけ長く生きていたい」と願って強い抗がん剤を使う患者さんもいます。中には抗がん剤の効果が見られないのに、そのまま続ける人もいます。最後まであきらめずに治療を受けるのも、その人の価値観ですが、副作用で痛みがひどくなり、かえって寿命を縮めてしまうこともあります。残された時間を闘病だけに費やすことがよいのかどうかは、よく考えたほうがよいでしょう。

ただし、生活の質を下げてまでの延命を望まない場合も、まったく治療の必要がないというわけではありません。例えば食べ物が通らないほど消化管内のがんが大きくなったときは、食事ができるように消化管のバイパス手術が必要になることもあります。また脳に転移して記憶や言葉に障害が出た場合は、放射線治療でがんを小さくして症状を改善することもできます。

このように、がんと闘うことをやめて心身の緩和ケアだけを行っても、生活の質を保ち、がんと共存しながら最期までその人らしく過ごすことは可能なのです。

緩和ケア病棟に入院するという選択肢もあります。緩和ケア病棟の多くは、病室の大半が個室で、面会時間に制限がない施設が多く、外出や外泊、飲食についても一般的な医療機関に比べると自由度が高いと言えます。また家族の宿泊用の簡易ベッドやキッチン、シャワーを備えていたり、本人や家族がくつろいで楽しく過ごせるような工夫が凝らされています。ただ残念なのは、利用を希望する患者数に比べて、緩和ケア病棟の数がかなり少ないことです。

緩和ケア病棟では、全身状態を管理するための検査や処置は必要最小限にとどめられます。症状を和らげるために放射線治療や外科的治療が行われることもありますが、がんの縮小や延命を目的とした治療は、通常行いません。数が少ないため、地域にもよりますが、入院するまでに1～2カ月待たなければならないことも多く、その場合は、通院もしくは一般病棟に入院しながら緩和ケアを受けることになります。

今現在を生きることに集中する

がん患者さんたちは、時間のことを気にします。5年生存率が完治だと信じて、その5年間を禁欲的に生きるのもその1つでしょう。未来のことを心配するのは、人間だけが持つ性質で、他の動物にはありません。

動物は本能で今だけを生きていますが、大脳を発達させた結果、人間は先のことを考えるようになってしまいました。うつ病は先のことを考える習性から起こります。

がん患者さんに、うつ病になる人が多いのは、「この先、自分はどうなってしまうのか?」と考えてしまうからでしょう。

そこで私が提案したいのが、がん患者の生活の中に「マインドフルネス」を取り入れることです。マインドフルネスとは、座禅などの仏教の瞑想法から生まれたもので、「今、この瞬間を大切にする生き方」のことを言います。医療分野では、マサチューセッツ大学医学校名誉教授のジョン・カバットジン博士が慢性の痛みと共存する「マインドフルネスストレス低減法」というプログラムを開発しています。

マインドフルネスで重要な2つの要素があります。1つは、今の自分がどのような状態にあっても一切の「判断をしない」こと。もう1つは、「今この瞬間に意識を向ける」ことです。判断をしないことで、自分がありのままでいることができるようになります。

また、今この瞬間に意識を向けることで、周囲のことに気をとられなくなり、心が穏やかになると考えられています。がん患者さんは、時間のことばかり気にしていいますから、時間にとらわれない生活が必要です。それがマインドフルネスです。

マインドフルネスな状態になるために、大脳の働きを一時的に遮断する時間が必要です。前述したように、発達した大脳は人工物そのものですから、あえて自然の中に足を運ぶなどして、今だけを意識する時間を持ってはいかがでしょう。

病院で死ぬか、自宅で死ぬか？

がんが進行して通院治療が難しくなったとき、入院生活を送るよりも、住み慣れた自宅で療法したいと希望する人がたくさんいます。医療費抑制の目的で国が在宅医療を推進していることもあり、往診してくれる医師や訪問してくれる看護師なども増えつつあります。また、在宅で緩和ケアも受けられるようになってきたため、最近は在宅医療を選ぶケースも少しずつ増えています。医師から「末期がん」と診断された人は介護保険の対象になるので、介護サービスも受けられます。

在宅医療は、通院のために体力や時間を費やさずにすむので、本人も家族も生活が楽になります。まわりに気兼ねせずに、残り少ない日々を家族や友人と一緒に過ごせるというメリットもあります。

しかし、在宅で痛みのコントロールが難しくなったときや、臨終が近くなって食べられなくなったり、呼吸困難や意識状態の混濁などが見られたとき、一般的な医療機関や緩和ケア病棟に入院し、そこで亡くなる人も少なくありません。ですから、在宅医療を選択する場合は、自宅で看取ってもらうのか、病状が悪化したときは入院するか、を考えておかなくてはなりません。

現在、病院で亡くなる人の割合は約8割ですが、「亡くなるときは自宅」を希望している人も多いと思います。しかし、自宅で臨終を迎えるのは、本人はともかく、家族にとって幸せなことかどうかはわかりません。家族が患者さんの介護で疲れてしまうこともあるからです。

死んでからの自分という存在はありません。「自宅で死ねてよかった」と自分で回想することはできないので、自分の死も存在しないのです。お墓も同様です。お墓は自分のためではなく、残された人が思い出すために存在します。現代の家族の場合、自宅で亡くなるのはかなり大変なことなのではないでしょうか。

病院には日々の生活の営みがないので、理想的には自宅で死ぬのがよいとは思います。それは否定しません。しかし、患者さんのために、いろんな設備を自宅に入れたり、介護のために自宅を改修するなど、家族の負担も大きくなります。患者さんも家族のことを考え、よく話し合っておくとよいのではないでしょうか。

昔は自宅で亡くなるのがあたりまえでした。自宅で死んでいくことは、周囲の人に大きな影響を与えます。日常の中で誰かの死と関わることで、自分が死ぬときの「死の練習」ができたのです。それがなくなったことも、私たちが死を恐れる原因にもなっているのですが、現代では難しくなっています。

しかし「死の練習」は自分1人でもできます。本書の読者には健康な人もいると思いますが、そうした人も、5年後、10年後に自分でがんで死ぬことを、少しは考えてみるとよいと思います。がんは先のことが読める病気ですので、普段からそういう訓練をしておくのは決して無駄ではありません。逆にそれをしないと、がんと診断されたときにあわてることになるのです。

おまけ

ネコから学ぶ がんのトリセツ

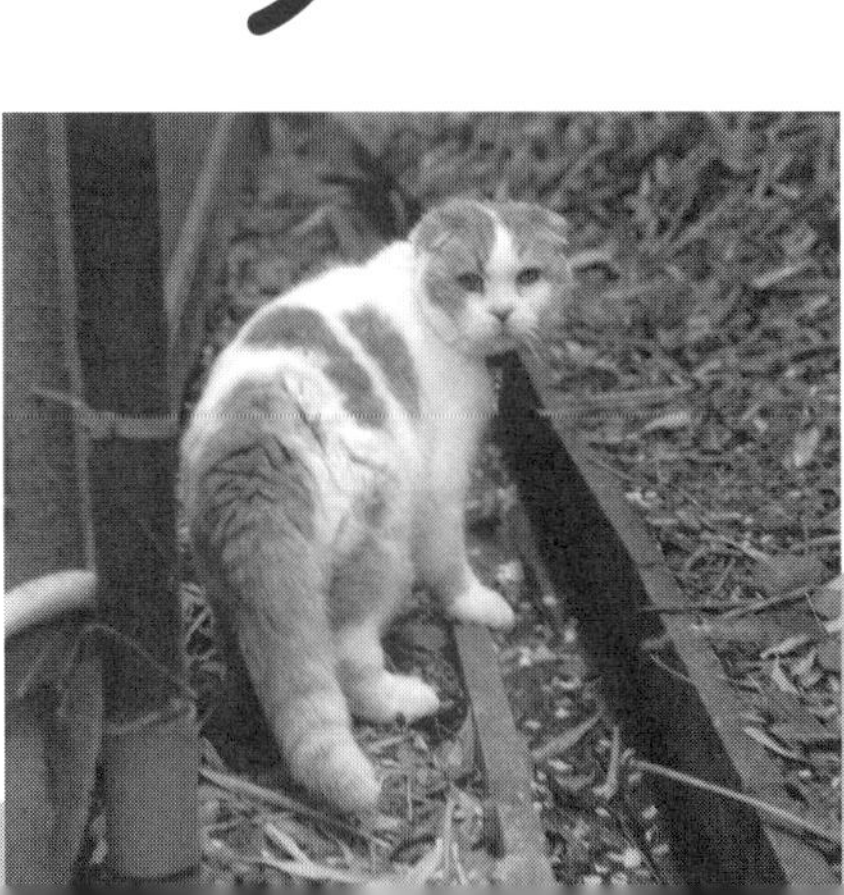

人はなぜネコの生き方にあこがれる？

前章で述べたように、死を恐れるのは人間だけで、動物は死を恐れるどころか、「いつか死ぬ」と考えることすらありません。このことを説明するのに、私はよくネコの話をすることがあります。

その理由の1つは、私がネコ好きだからです。ネコ好きといっても、私はネコは飼っていません。もっぱら、ノラネコを眺めたり、かまったり、写真を撮ったりするのが楽しみなのですが、ネコたちを観察していると人間と動物の違いがとてもよくわかるのです。そこで本章では、ネコの目を通して、みなさんに「がんの練習」や「死の練習」をしてほしいと思います。

現代の日本は、空前の「ネコブーム」だと言われています。テレビでは動物写真家、岩合光昭《いわごうみつあき》氏のネコのドキュメンタリー番組がありますし、街にはネコを飼っていない人でもネコと触れあえる「ネコカフェ」なる店もあります。書店に行けば、ネコの写真集はもちろん、ネコを題材にした本だけでコーナーが作られていたりします。確かに現代はネコブームのようです。

ではなぜ現代人はネコが好きなのでしょう。よく「ネコを見ていると癒やされる」と言う人がいますが、なぜネコの姿に癒やされるのでしょうか。それはネコが最も身近な「自然」だからです。

特に、都市（人工物）の中を歩いているノラネコは自然そのものです。また飼いネコですら、人間の言うことを聞くイヌに比べて、勝手気ままにふるまう姿は自然を感じさせます。

人間の発達した大脳は都市に象徴されるように、人工物をつくり続けてきました。これに対し、もともとある古い大脳（動物の脳）は、自然を求めます。都市の住人でも、ときどき自然が豊富な場所に行きたくなるように、人間から自然を完全に排除することはできません。ネコの姿にあこがれるのも、それと同じことではないかと思います。

ネコの祖先は約13万年前に中東の砂漠に生息していたリビアヤマネコだと考えられています。約９５００年前、このリビアヤマネコが人間と一緒に暮らすようになったのが、ネコ（イエネコ）の起源です。しかし1万年近く人と暮らしてきたのにもかかわらず、ネコは野生の性質を色濃く残しています。この野生に現代人はあこがれているのではないでしょうか。

ネコのがんが増えてきた理由

ノラネコのがんは多くありません。ところが飼いネコはがんになりますし、がんで死ぬネコもいます。特に最近はネコのがんが増えているようです。

乳がん検診の早期受診を啓発する「ピンクリボン運動」がありますが、実はネコの乳がんの「キャットリボン運動」（日本獣医がん臨床研究グループが設立）というのもあります。こうした啓発運動が行われているのは、ネコにもがんが増えてきているからでしょう。

ではなぜ、ネコのがんが増えているのでしょうか。それは人間と同じく飼いネコも高齢化が進んでいるからです。

ネコの寿命を人間に換算する方法があります。ネコは生後1年で成人するので、1

歳を人間の18歳とします。その後は年に4・7歳くらいずつ歳をとる計算になります。例えば、5歳のネコなら、「18＋4×4・7≒37歳」となります。ノラネコの平均寿命は3～5年といわれていますが、室内飼いのネコの平均寿命は15歳です。最近では20歳以上生きるネコも珍しくなくなりましたが、20歳のネコは人間に換算すると約107歳です。

これまで述べてきたように、日本人のがんが増えた1番の原因は高齢化です。がんの罹患者を年齢別に細かく調べていくと、乳がんは40歳代で4～5割、前立腺がんは80歳代では5割以上、甲状腺がんは60歳以上で100％だったというデータがあります。日本人の平均寿命が50歳になったのは昭和22年（1947年）ですが、この頃まではがんで亡くなる人は少なかったのです。しかしその後、急速に高齢化が進むとともに、がんで亡くなる人が増えてきました。

ノラネコにがんが少ないのも、がんになる前に死んでしまうからです。実際、ノラネコの5歳は、人間の37歳ですから、がんになる確率は非常に低いと言えます。ネコも高齢化とともに、がんが増えてきたのです。

ネコのように眠いときは寝る

ネコは1日の大半を寝て過ごします。ネコ科の動物であるライオンやトラの睡眠時間は13~15時間で、ネコも同じくらい眠ると言われています。

人間の場合、睡眠時間は7時間くらいが理想的で、短すぎても、長すぎても健康上のリスクが高くなると言われています。

睡眠時間と発がんについては、明確な関係が詳しくわかっていませんが、アジア人に限ると、睡眠時間が短い人にがんが多いことがわかっています。また、人種を問わず睡眠時間が長いと大腸がんが多くなることも明らかになっています。日本では宮城県の約2万4000人を対象とした調査で、睡眠時間が6時間以下になると乳がんのリスクが高くなくなることが明らかにされています。

不規則な睡眠もがんのリスクを高めます。例えば、デンマークの女性看護師を対象とした調査では、日勤の看護師に比べて、深夜勤務の看護師は乳がんの発症リスクが有意に高まることが明らかになっています。アメリカの研究でも、夜勤を20年以上経験した人の乳がんの発症リスクは約8割も高まっていました。看護師に加えて航空機の客室乗務員、電話交換手などを含めて総合的に分析した研究結果でも、夜間勤務の女性の乳がんのリスクは5割近くもアップしていました。とはいえ、必要な夜間勤務をなくすわけにはいきません。そのため、デンマーク政府は、20年以上の夜勤交代勤務を経験している乳がん患者の一部を労災認定しています。

ネコはもともと夜行性動物です。そのため、飼いネコも夜中に起きて騒ぎ出すことがあります。これは極めて自然なことです。

これに対し、人間は昼行性動物ですから、夜中に起きているのは不自然なのです。私はコンビニの24時間営業には疑問を持っています。例えば、夜中の3時におでんを買いに行きたいと思う人がどれだけいるでしょう。夜中にコンビニが開いていなければ、誰もそんなことは思わないで、寝ているはずです。

コンビニなどの24時間営業は、そこで働く人の睡眠パターンを不規則にします。人間の身体は深夜起きているようにプログラムされていないので、身体にはよくないのです。実際、コンビニやファミレスなどの24時間営業を見直す動きが出ていますが、これは人間の睡眠パターンからいえば歓迎されることなのです。

なお、人間がネコのように、1日に10時間以上寝るのもよくありません。全国の約11万人を対象に、約10年間追跡をした大規模な調査では、睡眠時間が7時間の人に比べて、4時間未満の人では男女とも死亡リスクは6割近くも高くなる一方、10時間超の群では、男性で約7割、女性では9割も死亡リスクが上がっていました。

ネコのようにリラックスしたい

がんに対する備えの基本は免疫です。DNAが傷ついて、がん細胞ができても、免疫細胞が水際で排除しています。しかし高齢になると、がん細胞がたくさんできるようになると同時に、それを排除する免疫も衰えてきます。そのため高齢になるほどがんが増えてくるのです。

新型コロナウイルスによる死者が、高齢者に多いのも免疫が衰えているからです。若い人はウイルスと闘える免疫があるので、重症化しにくいのです。

免疫を低下させるもう1つの要因は、前述したようにストレスがあります。ゴロンと横になってリラックスしているネコはストレスと無縁のように思えますが、ネコもストレスを感じることがあります。

例えば、ノラネコが他のネコとをケンカするときです。闘いに負けたら、大ケガをしたり、死ぬ危険すらあるわけですから、ネコはものすごいストレスを感じています。そのとき放棄されるのが「免疫」です。ストレスがかかると、免疫は低下します。ただ、このストレスは長時間は続きません。うまく逃げられれば、ほっとすることで身体はリラックス状態に戻り、低下した免疫も立て直されるのです。

このように、本来のストレスは、そんなには長く続かないものです。ところが現代人が抱えるストレスは、人間関係がうまくいかないとか、恒常的に続くストレスが多いので、免疫を下げてしまうのでしょう。

飼いネコも、大きな物音がしたり、飼い主に怒られたときなどに、ストレスを感じると言います。そのときにネコがとる行動がグルーミング（毛づくろい）です。ネコは日常的にストレスを感じても、グルーミングすることでリラックスしようとしているのです。人間もストレスをいつまでも抱え込まず、気持ちをすぐ切り替えて、ネコのようにリラックスすることを学びましょう。

ネコは食べたり食べなかったり

飼いネコには肥満のネコがいますが、ノラネコの肥満は見たことがありません。第1章で述べたように、肥満はがんのリスクを高めることがわかっています。

イヌはエサを与えたら、あっという間に食べ尽くします。集団生活するイヌの特性なのでしょう。一方、飼いネコは、エサをあげてもすぐに食べなかったり、全部食べずに残すこともあります。食べたいときに、食べたい分しか食べないのです。

これはネコから学ぶべきことの1つです。ネコは時間では食べません。食べたいときに食べ、満足したら食べるのをやめます。人間の場合は、食事を抜いたり、食べ物を残すと家族間のトラブルになることもあり、ネコのように好きな時間に食べることはできません。その代わり、体重くらいは量ったほうがよいでしょう。自分の感覚だけで食事量がコントロールできない人は、体重計を活用しましょう。

ネコは肉食獣ですから、炭水化物や野菜を食べる必要がありません。加熱した穀物を消化する能力はありますが、与えると肥満の原因になると言われています。ネコはエネルギー源をたんぱく質と脂肪からとっているのです。

ですから野菜も食べる必要はありません。ペットショップでは、ネコが食べる「猫草」を売っていますが、ネコが草を食べるのは、毛づくろいで胃にたまった毛玉を吐き出すためだと言われています。しかし草を食べないネコもいるので、必ず必要な食べ物ではありません。

逆にネコに野菜を食べさせると死んでしまうこともあります。ネコが玉ねぎを食べると、有機チオ硫酸化合物という物質によって、血液中の赤血球が破壊され、急性腎障害を起こすこともあります。ノラネコは自分が食べられないものは、食べませんが、飼いネコは与えると食べてしまう可能性があります。玉ねぎが入ったハンバーグの残りなども、ネコに与えてはいけないのです。

人間も「野菜をいっぱい食べなさい」と言われたり、厚生労働省が1日350グラム以上の野菜の摂取を推奨していますが、私はそろそろ「野菜信仰」はやめにしたほうがいいと思っています。これまで述べてきたように、野菜中心の食事にすると、たんぱく質が不足する人も多いからです。特に高齢者の場合は、肉を積極的に食べたほうが長生きできて、がんも少ないことがわかっています。

ネコの「散歩」から学ぶ運動の効用

街中で見かけるネコは、何のために歩いているのでしょうか。実はこれ、自分のナワバリをパトロールしているのです。もともとネコは、自分の居場所を確保するためにナワバリを持つ習性があります。

ネコは基本的に単独で生きる動物なので、街中では他のネコと出会わないように注意しています。そのために毎日パトロールし、自分のナワバリにおしっこをしたり、樹木に爪とぎなどをして、自分のにおいを残します。これがマーキングという行動です。別のネコはそのにおいから、どのネコがそこを通ったかを確認し、お互いができるだけ出会わないようにしています。

室内飼いのネコも、家の中をパトロールしています。ネコはよく家具や壁に顔をこすりつけますが、これは顔にある「臭腺」から出るにおいをこすりつけて、安心できる居場所にしているのです。

ネコのパトロールは「運動」とは異なります。もともとネコは長時間、運動できない生き物で、1日に必要とされる運動量は20～30分もあれば十分だと言われています。それでも室内飼いのネコでは運動不足から肥満になるネコもいます。

新型コロナウイルスの緊急事態宣言で、私たちは巣ごもり生活（ステイホーム）を余儀なくされましたが、家にいて座りっぱなしの生活を続けていると、がんを増やし、早死のリスクを高めます。1日6時間座っている人は、座る時間が3時間未満の人に比べて死亡リスクが男性で17％、女性では34％も高いことがわかっています。

逆に、運動は多くのがんを予防します。とりわけ、大腸がんや乳がんなどで顕著な効果をもたらします。つまり、座りっぱなしの生活を続けていると、たまにジムで激しい運動をしても、悪影響を相殺できないということです。

運動でがんが予防できる理由はよくわかっていませんが、少なくともストレスを低減させて、免疫を活性化させる働きはあると考えられます。

毎日手軽にできる運動といえば、散歩（ウォーキング）です。せっかく歩くなら、ネコのように自分のナワバリ（散歩コース）を点検しながら歩くのはいかがでしょうか。生け垣の花などを眺めて、季節の変化などを感じながら歩けば、ストレスも解消されるでしょう。

ネコはよく考えて行動している

「ネコは何を考えているかわからない」と言われます。外でネコに出会っても、一瞬目を合わせたかと思うと、すぐに視線を外し気づかないフリをすることがあります。室内飼いのネコでも、飼い主の呼びかけを無視することがあると言います。

このように、自分の意図を相手に読まれないようにするのは、ネコ科の動物の特徴です。ネコ科の動物が狩りをするときは、獲物に気づいていないように振る舞いながら、急に飛びかかります。ネコもネズミや虫などをつかまえるときは、じっと動かずに気配を消して、チャンスを見つけたら一気に動いて捕えます。その間、頭の中ではいろんな計算をしているのです。決して何も考えていないわけではありません。

考えるためには、情報が必要です。ネコは高いところに上るのを好みますが、単独行動するネコにとっては、高い場所が安心できるからです。高い場所から全体を眺めれば、今自分が置かれている状況を俯瞰《ふかん》して見ることができます。

この「状況を俯瞰して見る」ということは、がん患者さんにとっても大事なことです。がんは転移すると基本的に治癒できません。5年生存率が治癒の目安になっているのは、5年くらいまでは再発の可能性があるからです（乳がんは10年）。

また最初の治療に失敗して、がんが再発すると、例外はあるものの、治療は難しくなります。この点で、がんは最初の治療が重要で、「一発勝負、敗者復活戦なし」なのです。そのためには、医師の意見を冷静に分析する必要があります。

同時に自分から積極的に情報を収集することも大事です。ネコはナワバリを確認するための嗅覚だけでなく、聴覚も優れています。ネコはよく耳を動かしていますが、それによって音が出ている方向や距離などの情報を収集しているのです。人間の場合、聴覚での情報収集はできませんが、医師に何度も質問したり、治療法の選択に迷ったら、セカンドオピニオンを受けるといった行動で、情報収集できるでしょう。医師まかせにはせず、がん情報を自分から積極的に収集しましょう。

ネコは具合が悪ければじっとしている

ネコはリラックスしたときや、飼い主になでられて安心しているときなど、「ゴロゴロ～」とのどを鳴らします。このゴロゴロ音は、人間ののど仏に当たる喉頭の筋肉が収縮して、声帯が振動して鳴っていると考えられていますが、正確な場所はよくわかっていません。

ネコのゴロゴロ音の周波数は20～50ヘルツくらいですが、この周波数は血圧を下げたり、ストレスを軽減する効果があると言われています。またゴロゴロ音の振動は、骨折した部分を早く修復させる効果があることがわかっています。この周波数帯の振動を用いた、「超音波骨折治療法」は先進医療にもなっています。サッカーのデビッド・ベッカム選手や野球の松井《まつい》秀喜《ひでき》選手が骨折治療のために受けたことで注目された治療法です。

ネコは病気になっても、「痛い」とか「苦しい」と言うことができないので、体調が悪いときはじっとしています。ノラネコも骨折したときは、どこかに隠れてゴロゴ口音を発しながら、じっとして治癒するのを待っているのかもしれません。

飼いネコなら飼い主が動物病院に連れて行くことができますが、ノラネコはそうはいきません。体調が悪いときは、無駄な体力を使わないように、じっとして治すしかないのです。

私が膀胱がんの内視鏡手術を受けたとき、麻酔が切れた後は激痛に苦しめられました。私は痛みに耐えられず、痛み止めの経口薬を出してもらい、だいぶ楽になりましたが、手術した多くの患者さんは痛みをがまんしています。ネコのようにじっと、あるいは「痛い」と叫びながら、痛みに耐えていることになります。

今の病院は、患者が訴えない限り痛み止めの薬を処方しません。術後は全員、痛むはずなのに薬を出さないのは、ずいぶんおかしな話だと思いましたが、これは私自身が患者になって初めて実感したことです。人間はネコのようにがまんせず、看護師に痛みを訴えて薬をもらうべきなのです。

末期がん患者も、痛みをとる治療を行ったほうが、とらないより寿命が延びることがわかっています。人間がネコの真似をしてはいけません。

ネコのような適度な距離感で家族は接するようにしよう

街でノラネコと目が合っても、ある程度の距離を保っていれば、ネコはすぐに逃げません。しかし、その距離を超えて近づくと、ネコは逃げようとします。そして、それ以上、近づくとネコは逃げてしまいます。

飼いネコでも知らない人が近づくと、逃げてしまうネコもいます。これはネコが怖がっているからです。ネコにゆっくり近づくと、ネコの動きがピタッと止まる瞬間があります。この距離感にネコは安心できるのです。

人間関係も距離感が大事ですが、ネコから学びたいのは、がん患者さんと家族の距離感です。病人だからと思っていたわりすぎると、本人にとってはストレスになることがあります。

がんの闘病で、仕事や家事、趣味などが今までのようにできなくなると、それだけで気分が落ち込んだり、イライラしたりして、身体の症状がよけいにつらく感じるものです。家族が体調を気づかうことは必要ですが、病人扱いしすぎると、本人の闘病する気力も失われかねません。ネコのように適度な距離感を保ちながら、普通に接することができればよいですが、私の経験でもなかなか難しいことではあります。

普段は人なつこい飼いネコでも、近づくのを嫌がったり、飼い主から見えない場所に隠れてしまうことがあります。もともとネコは単独行動する動物ですから、かまわれたくないときもあるのです。がん患者も同じで、1人になりたいときがあります。そんなときは静かに見守ってあげましょう。

家族と患者さんの関係がギクシャクしているときは、距離感が取り違えている可能性があります。話かけても本人が会話に乗ってこなければ、無理に話しかけないようにするなど、適切な距離感を意識しましょう。

一方、どこかに隠れていたネコも、いつのまにか、飼い主の側に寄ってくることがあります。患者さんの家族も、本人が語りかけてきたら、話をよく聞いてあげるようにしましょう。その際、会話をさえぎって意見を述べるのではなく、本人の言葉をよく聞いてあげることです。聞き役に徹することで、本人は心が軽くなり、精神的にも落ち着いてくるものです。

ネコのように、今を生きる

がんというのは死の恐怖を伴う病気です。早期がんであっても、5年間は再発の不安と闘わなければなりません。死の恐怖に耐えられず、自殺してしまう人もいます。しかしネコはこのような恐怖を感じることがありません。なぜならネコには未来という概念がないからです。

第5章で述べたように、未来のことを心配する動物は人間だけです。人間だけが大脳を発達させて、未来について考えるようになったからです。本能だけで生きているネコには、いつか自分が死ぬという認識もありませんし、仮にネコががんになって痛みが出たとしても、なぜ痛いのかもわかりません。ネコには痛みについて考える言語を持っていないからです。また言語がなければ「時間」という概念を持つこともないので、ネコには「未来」も「過去」もありません。ネコは今だけを生きているのです。

そこで人間も、言語や時間の呪縛から離れて、発達した大脳をとりあえず置いておいて、自分の肉体の感覚だけで生きる時間を持つことが大事だと私は思っています。

それが第5章で述べたマインドフルネスです。

マインドフルネスといっても、難しく考える必要はありません。例えば坐禅もマインドフルネスです。もともとマインドフルネスは禅などの考えを元にしていますが、座って、呼吸を整えて、何も考えない時間を持つことで、未来を考えるストレスから解放されます。

スポーツもマインドフルネスに利用できるかもしれません。ランニングを長時間続けていると、気分が高揚してくる「ランナーズハイ」という状態があります。この状態のとき、ランナーは走ることしか考えていません。他のスポーツでも、今行っているプレーに集中して、それ以外のことは何も考えない状態があると思いますが、何も考えない時間を持つことで、発達した大脳の働きを少し休ませることができると考えられます。

人間がネコと違うのは、今の時間を犠牲にして、未来の時間を買っていることです。がんの治療のために、苦しい検査を受けたり、手術後の痛みに耐えることができるのは、その先の未来が欲しいからです。これは、ネコには受けられることではありません。ペットのネコを動物病院に連れていっても、ネコはなぜ痛いことをされているのか理解できません。人間が治療の痛みに耐えられるのは、その意味が理解できる言語を持っているからなのです。

ネコは死に場所を自分で選ぶ

がんになると、初めて自分が死ぬという感覚を持ちます。「男性は3人に2人ががんになるから、それに備えておきましょう」と、偉そうなことを言ってきた私ですら、自分ががんになったことに強いショックを受けました。でもそれでよいのです。「備える」というのは「理性として備える」という意味です。前章で述べたように「死の練習」をして備えるしかありません。死の練習では、自分がどのようにして臨終を迎えるのかも想像してみるとよいと思います。

単独で生きるネコは、死に場所も自分で選びます。よく「ネコは死ぬ前に姿を消す」

と言われます。家の外に出られる飼い猫が、「いつのまにかいなくなった」とか、「縁の下で亡くなっていた」といったエピソードが多いことから言われているようですが、その理由はよくわかっていません。

室内飼いのネコは、飼い主に看取られながら亡くなる例もありますが、家のどこかに隠れるケースもあると聞きます。

有力な説としては、具合が悪くなったネコは、自分の身を守るため、落ちつける安全な場所に身を潜めるというものです。猫の祖先は、弱肉強食の世界で生きてきました。具合が悪くなって思うように動けなくなれば、他の動物に攻撃されてしまいます。それを避けるために見つかりにくい場所に潜り込むという行動が、本能に刻み込まれているという説です。

ネコ好きの人たちは、ネコは「自分の死を悟ったら、どう死ぬかを決めている」と言います。今だけを生きているネコが、死を悟るのかどうかはわかりませんが、飼い主の腕の中で死んだネコもいると聞きます。

養老孟司先生の先代の飼い猫も、亡くなる直前、家の外に出すように促し、玄関の外に出てからすぐに亡くなったと言っています。そのネコは自然の中で死にたかったのかもしれません。

人間の場合は、ネコとは事情が違いますが、自分なりの死に方を考えることは大事だと思います。がんが治らないとわかっても、亡くなるまで数カ月から2年くらいの時間があります。その時間をどう生きるかがネコから学ぶべきことではないかと思います。

恩師・養老孟司先生との対話

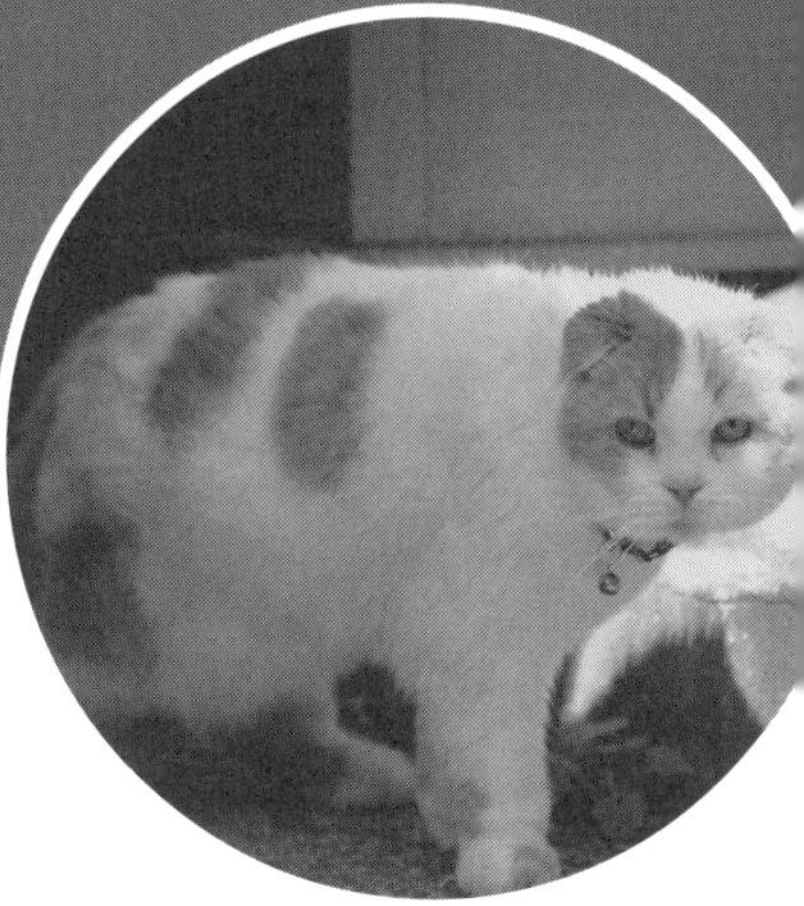

ネコ的視点でがんについて考える

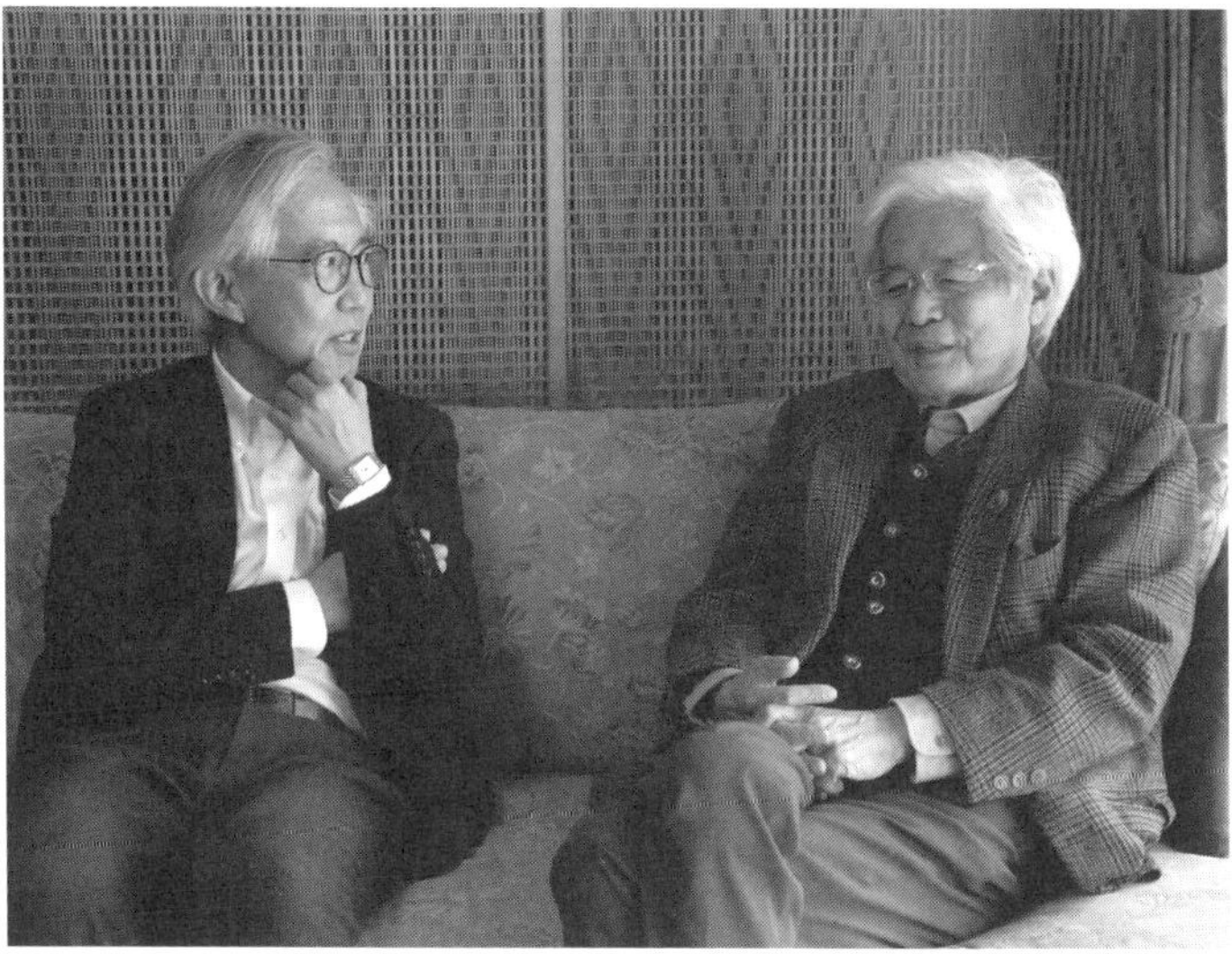

ネコは現在だけを生きている
未来を手に入れるのががん治療

中川　養老先生のネコ好きは有名です。その愛猫ぶりはテレビでも紹介されています。私はネコを飼っていませんが、ノラネコに野生的な魅力を感じるタイプのネコ好きです。そこで今日はネコの視点を借りて、恩師である養老先生と一緒に、がんについて考えていきたいと思います。

養老　夏目漱石《なつめそうせき》の『吾輩は猫である』は、ネコの一人称小説です。漱石もやっているんですから、人間の目から離れて、ネコの目を通して見るということは、物事の見方を変えるよいきっかけになるのではないかと思います。

中川　さて、がんという病気は「数字」に振り回される病気です。養老先生もご存じのように、私もがんが見つかって治療した経験があり、膀胱がんの内視鏡手術をしてからもう1年3カ月たちました。今のところ問題はないのですが、私のがんは1年で再発する確率が3割、5年では5割くらいと言われています。こういう数字をがん患者さんはとても気にするんですね。

養老　ネコは数字がわかりませんからね。高齢になるほどがんは増えますから、私くらいの歳だと、誰でもがんの2つや3つはあるのがあたりまえでしょう。私は自覚症状がなければ医者に行くことはありませんから、実際にがんがあるのかどうかわかりません。でも調べなきゃ、ないのと同じです。

中川　ネコ的な視点から見れば、自覚症状がなければ病気ではありません。それはよくわかりますが、私はたまたま自分で膀胱のエコー検査をしてみたら、がんが見つかったわけです。自覚症状はなかったですし、血尿もありません。それでもがんとわかったので、内視鏡手術をしたわけですが、手術が終わったらものすごい激痛で数日間は何もできませんでした。

そういう行為はネコは絶対にしませんよね。ネコは未来のことは考えない、というかネコには未来という概念がありませんから。それに対して、無症状のがん治療というのは、今の時間を売って、先の時間を手にしようとする行為なのだと思います。

養老　資本主義ってそういうものなんですよ。

中川　そうですよね。今月働いて、来月賃金をもらうということですよね。

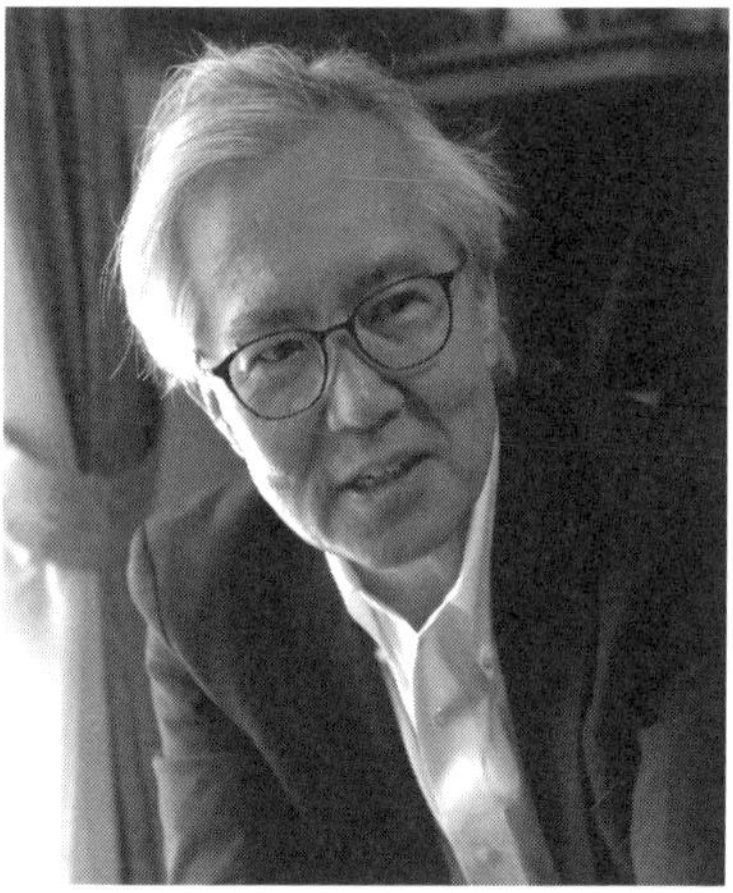

中川恵一（なかがわ・けいいち）

1960年東京都生まれ。東京大学医学部医学科卒業後、同大学医学部放射線医学教室入局。社会保険中央総合病院放射線科、東京大学医学部放射線医学教室助手、専任講師などを経て、現在、准教授。2003年から東京大学医学部附属病院緩和ケア診療部長を兼任。共・著書に『がんのひみつ』『死を忘れた日本人』『がんから始まる生き方』『知っておきたいがん知識』など

養老　資本家も同じです。「資本を貯めてどうするんだよ？」と問い詰めると、「何かあったときのために」と答えるんですよ。土台が最初からそうなんですね。だから現在が消えてしまうんです。ミヒャエル・エンデの『モモ』という童話に出てくる「時間どろぼう」ですよね。人間はみんながそうやって動いているから、しょうがないところはあります。

ネコは「今その時」しか生きていないから、日々危険な目に遭わないようにしようという意識のほうが強い。わが家で飼っているまるは、昨日動物病院で爪を切ってもらったんですが、それがとても嫌だったらしく、今日はすごく警戒心が強い。知らない人（編集者やカメラマン）も来てますから、また病院に連れて行かれるんじゃない

かと思って、今は隠れているみたいです。

ネコがストレスフリーなのは嫌なことから逃げられるから

中川 がん患者も現在よりも未来のために生きているような気がします。がんには「5年生存率」という言葉があって、患者さんは5年たったら「治った」と思いたい。だから5年目の診察の夜はほとんどの患者さんが祝杯をあげるそうです。

養老 それまで心が晴れなかっただろうから、祝杯をあげたい気持ちはわかりま

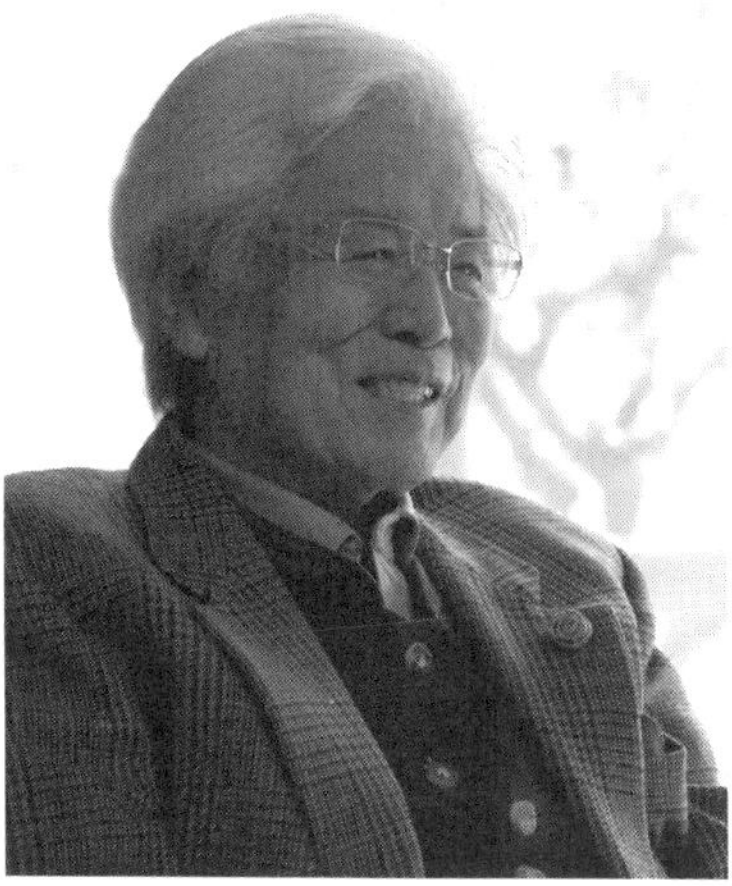

養老孟司（ようろう・たけし）

1937（昭和12）年、神奈川県鎌倉市生まれ。1962年東京大学医学部卒業後、解剖学教室に入る。1995年東京大学医学部教授を退官し、現在、東京大学名誉教授。著書に『唯脳論』『バカの壁』『遺言。』『半分生きて、半分死んでいる』など多数。愛猫まるについての本は『うちのまる』『そこのまる』『猫も老人も、役立たずでけっこう』など

す。

中川　でも5年以降に絶対に再発しないということはありえませんよね。5年目までは黒で、5年過ぎると白と考えるのは、0と1しかないコンピューター、いわゆるデジタルな思考法です。これは養老先生がよく言っている「都市化」とも関係しているように思います。

養老　人間は経済成長の名のもとに、自然を減らして都市化してきました。だから自然そのものであるネコを飼うんです。今がネコブームなのは、ネコにストレスフリーな姿を見るからでしょう。ネコは何かストレスがあれば、素直に反応します。好きなことだけをして、嫌なことからはサッと逃げる。危険を感じたときのネコの逃げるスピードはすごいもんですよ。

ネコにはない人間の能力はコントロール可能なこと

中川　がんも結果を予想して治療します。そのために、手術したり、放射線をかけたり、抗がん剤を使うわけです。例えば放射線ですが、福島県では原発事故のとき、1ミリシーベルトで避難するという話があったじゃないですか。ところが白血病の治療では全身に1万2000シーベルトもの放射線をあてます。抗がん剤はある意味では毒のかたまりですが、それを術後の再発予防と称して行うこともあります。麻酔をかけて体にメスを入れるというのもそうですが、こういうことは人間しかやりません。
ペットのネコにはやるかもしれませんが、ネコが人間のように自分から進んで治療を受けることはありません。

養老　つらい思いをして、予想通りの結果が出ればいいですけどね。予想に反して再発することもあるでしょう。そういうとき「あのとき、ああすればよかった」と後悔する人がいます。これは絶対にダメです。予想どおりの結果にならなかったとしても、そこから最善の方法を考えていくことはできます。そこがネコと人間は違います。人間が持っているのは、コントロール可能な部分なのですから。
新型コロナウイルスもそうです。どれだけ予防したつもりでも、うつってしまったものはしょうがない。ただし公衆衛生的には、人にうつさないことが大前提です。

中川　養老先生も気にされているんですか？（この対談は2020年3月26日に行わ

れた）

養老　新型コロナウイルスは高齢者の死亡率が高いと言いますが、そんなのあたりまえですよ。新型コロナウイルスが流行する以前から、高齢者が死ぬのはがんか感染症なんですから。

中川　がん患者さんも新型コロナウイルスの死亡率が、高いんですよ。がん細胞は免疫を落としますからね。がんと免疫との闘いがずっと続くわけですから、どうしたって免疫は落ちます。新型コロナウイルスだけじゃなくて、感染症にはかかりやすいんです。

　もともと人類は感染症で絶滅しそうになった経験があります。だから人類は遺伝的多様性があまりないんです。だから特定のウイルスのパンデミック（感染爆発）で、今回のようなことがまた起こりうるんです。過去にもスペイン風邪で5000万人ぐらい亡くなっていますしね。

　でもスペイン風邪の時代と違って、人類は感染症をコントロールできるようになりました。養老先生が言われたように、人間がネコと違うのはコントロール可能な部分だと言うのはとてもよくわかります。

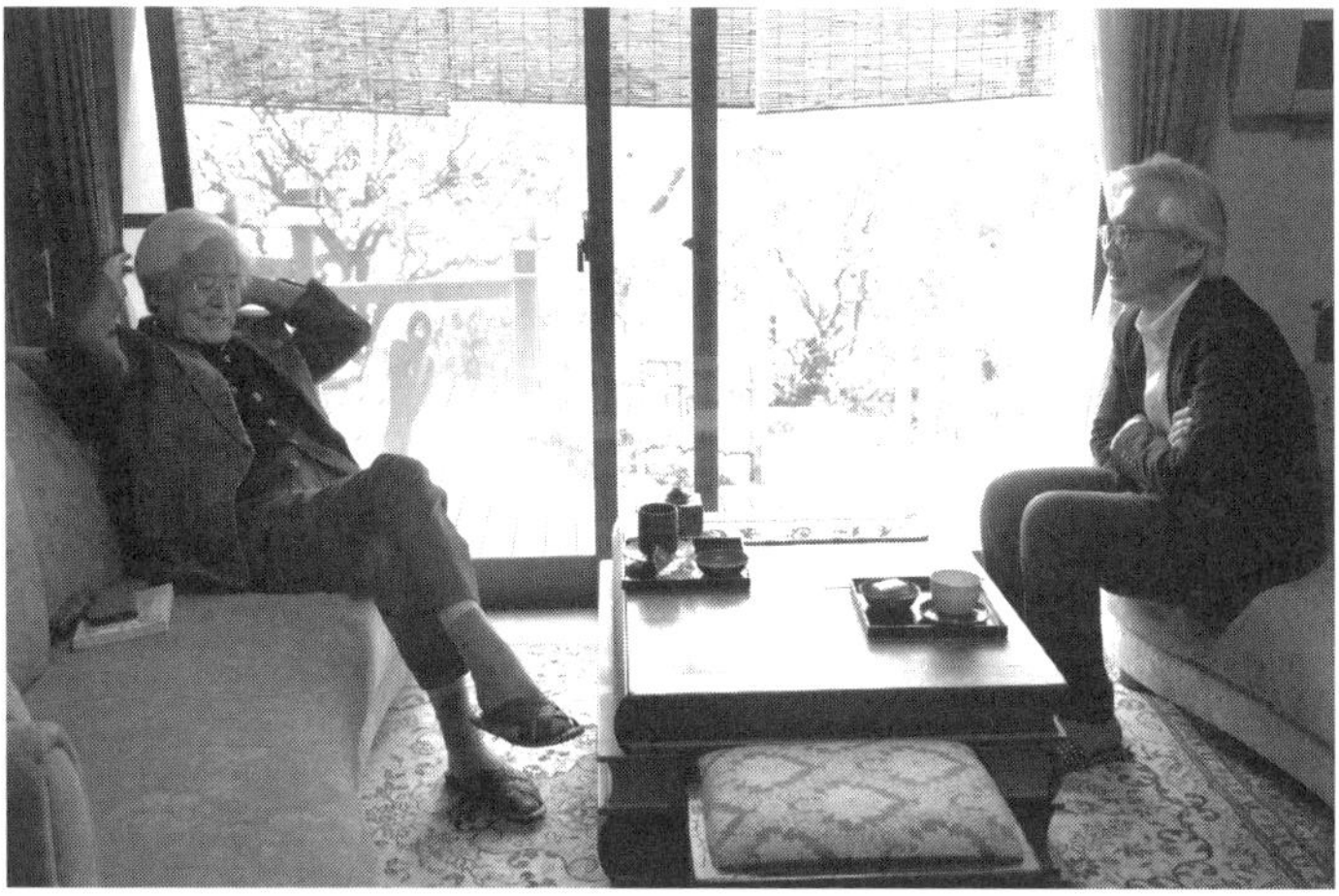

野鳥のさえずりが聞えてくる自然に囲まれた鎌倉の養老宅にて対談は行われた

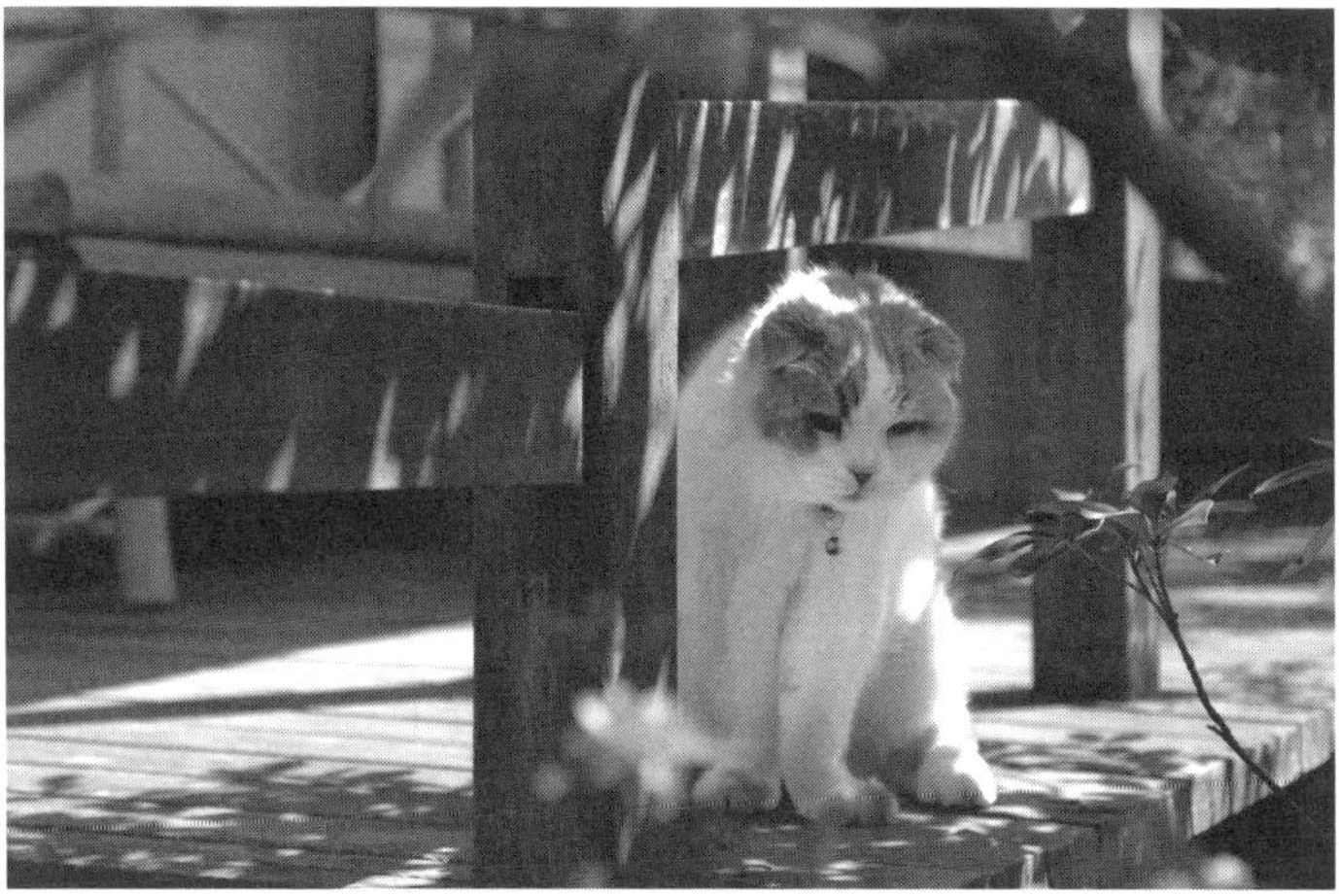

養老先生の愛猫まる。天気のよい日は外に出て日光浴するのがだいすき

都市に住むと自然への欲求が高まる野生を残したネコは自然そのもの

養老　人間の生活が都市化して、自然から遠ざかれば遠ざかるほど、自然への欲求が増します。だからネコを飼う人も増えるのでしょう。しかし自然はそもそも予測不可能でコントロールできないものなんです。また、人間は自然ではなく「社会」に暮らしているから、ネコのように自由放任というわけにもいきません。

中川　私は今は引っ越しましたが、高層マンションの33階に住んでいました。これはけっこう疲れますね。

人類が登場するまではネコ科の動物が最強でした。すごくかっこいい。ネコが好きな人はかわいさだけでなく、ネコのかっこよさにもあこがれているような気がします。都市に暮らすノラネコは、自然そのものです。もちろん、飼いネコも野生の性質を残していますけど、都市に住んでいる人ほどネコに求めるものがあるんだと思います。それに、ネコはイヌと違って、どの猫種も同じくらいの大きさで、だいたい同じような顔をしています。それは人の手が入らないからで、まさに自然ですよね。

養老　別な言い方をすると動物として完成しているんです。これ以上、品種改良する必要がない。いじりようがないんですよ。

まるは食べて寝てばかりですが、ごくたまに鳥を捕まえることがあります。じっとチャンスを待つ体勢で、半日だろうと動きません。そして、パッと捕まえる。あの根気強さはすごいと思いますが、野生もしっかり残っているんです。

ノラネコを眺めたり、ネコを飼うのもいいですけど、私は都市に住んでいる人に、現代版の「参勤交代」というのをすすめています。例えば、都市の住人は1年のうち、3カ月くらいは自然のある田舎に暮らすんです。そこで田んぼでも畑でも、虫捕りでもやりなさいと言っています。環境が変わると、自分の体調の変化にも気づけるようになります。

ネコは毒かどうか体でわかる
現代人は体への信頼感を喪失

養老　体調の変化は旅行するだけでも変わるんですよ。最初に気づいたのは、若い頃、フランスのパリに行ったときです。真夏のカンカン照りでとても暑かったので、カフェに入ってアイスコーヒーを飲もうかなと想像したら、「あんなまずいものが飲めるか！」って思ったんです。それで実際に頼んだのがコーラだった。逆に東京でコーラを飲むとまずいと思う。嗜好が変わっちゃうんだね。酒も地酒のほうがおいしい。

中川　それはそうですね。地酒はおいしいですね。

養老　それは地酒そのものがおいしいというよりも、その土地に行ったときの自分の体調とか、その土地の水とか、そんなこともからんでくるのかもしれない。水について言えば、ヨーロッパは硬水ですが、日本は軟水。よくわからないですけどね。

中川　ようするに体が欲するものを飲んだり、食べたりするということですか？

養老　そこに注意を向けると、自分の体調がわかるんです。そうするといつも飲んで

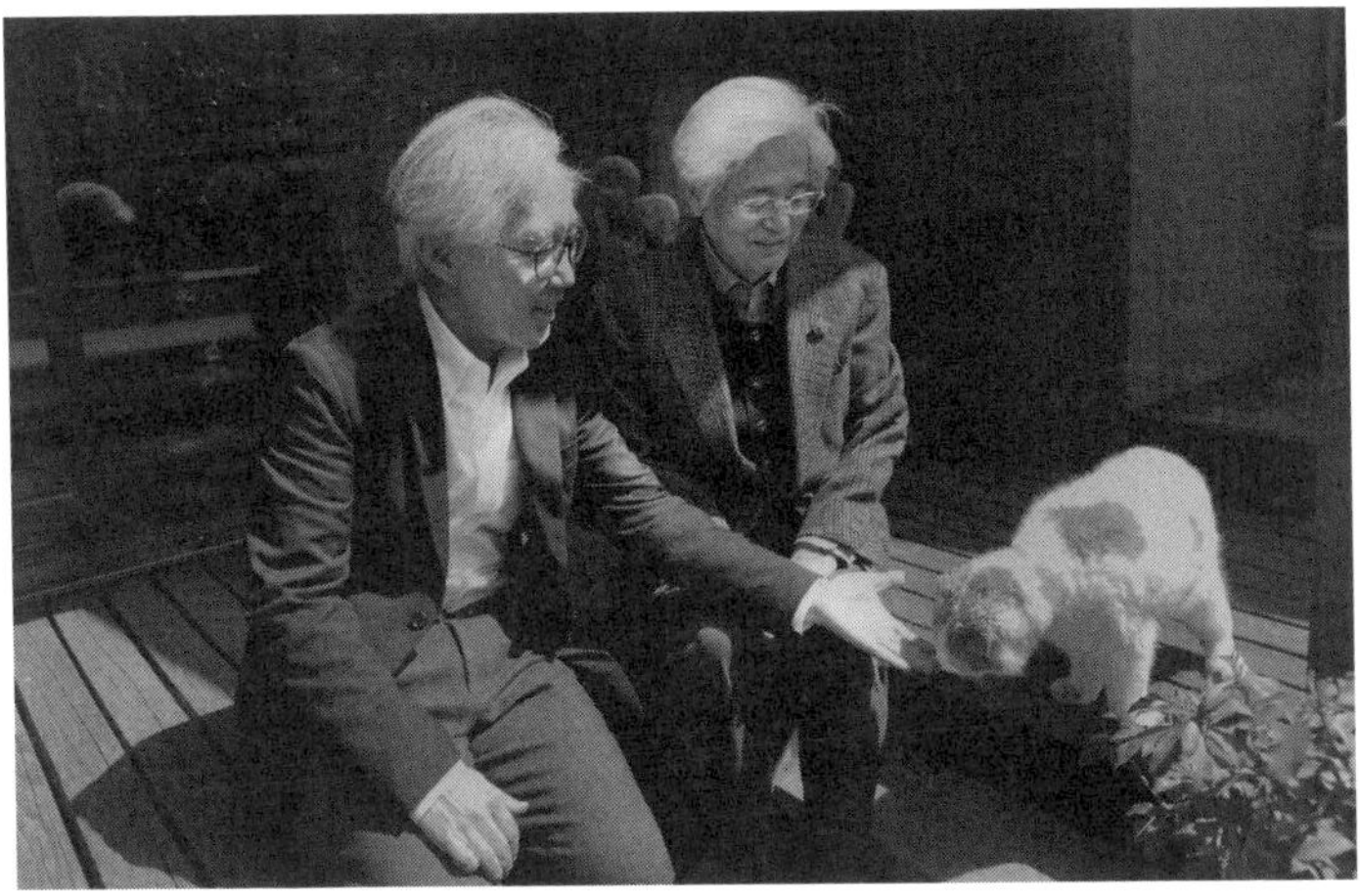

最初は警戒していたまるも、取材後は中川先生にごあいさつしてくれた

いるものがまずいとか、普段と違う何かに気づくことができる。

中川　ネコは好きなときに好きなように食べますよね。でも自分の体に悪いものは食べません。玉ねぎはネコには毒です。赤血球が破壊されてしまうんですね。ノラネコは絶対に食べないと思います。養老先生が今言われた感覚は、それに近いような気がします。現代人はそんな風には考えませんよね。

養老　自分の体に対する信頼感がどんどんなくなってきているんです。だから病気になると、お医者さんに丸投げしますよね。

中川　確かにそうなんです。私のがんも偶然見つかったわけですが、本当に見つけてよかったのかどうかは、実はよくわからないところがあります。

人間もネコもいつかは死ぬがその未来を考えてもしょうがない

養老　がん検診を受けないことで起こった結果は、自分自身が背負うしかありません。さっき言ったように、体調が悪ければ、どこかで警告がくるわけですが、その段階で手遅れだったら、本人は納得できたとしても、家族は大変な思いをすることになります。ただ一つだけ確実なことは、人はいつか死ぬということです。私もまるもいつか死ぬ。人間も含めて生き物は１００％死ぬということを忘れてはならないのです。

中川　私はどうせ死ぬならがんで死ぬのがいいと思っています。がんだと死ぬまでに時間がありますから、残された家族が困らないように、身のまわりの整理することができます。もちろん、それだけではないですけどね。

養老　確かに、がんで死んだほうが心の準備ができますから、さまざまなよい点はありますよね。私の場合は、がんを告知されたら、最初の治療をやったら、あとは放っておくと思います。

中川　治らないとわかっても、多くの患者さんは医師からすすめられる延命治療を受けますが、たまに自分の意思で延命治療をしない患者さんもいます。

30歳半ばで亡くなったある乳がんの患者さんは、完治しないことをお話して、やれることとして抗がん剤治療があることを説明しました。すると彼女は「それはどのくらい寿命を延ばすんですか?」と質問されたので、「2年から3年です」と答えました。

さらに彼女は「それはどのくらいの負担があるのですか?」とたずねるので、入院が必要なこと

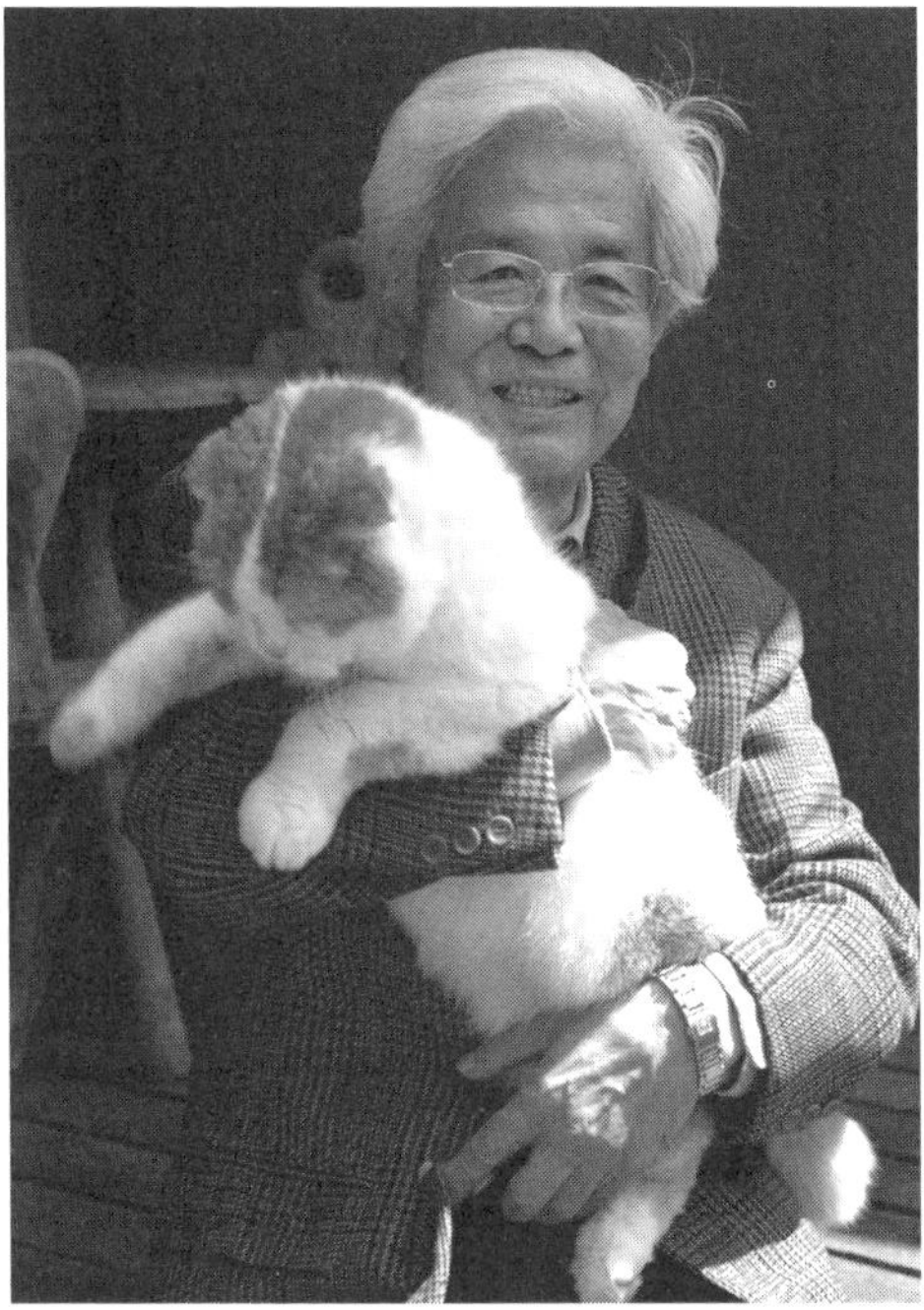

養老先生とまる。食べて寝て、ときどき先生の仕事の邪魔をしたり、一緒に遊ぶのが日課

やその期間などについて説明しました。

するとと彼女は、抗がん剤治療を選ばないとおっしゃって、その後、旅行に行かれたり、あこがれだった高級ワインを飲まれたりして、ある意味、自分が思い描くような死を受け入れていました。

今だけを生きるネコにも死期を悟る感覚はあるかも

養老　ネコは自分があとどのくらい生きるかわかりません。だから常に今を生きているわけですが、人間が考える死とは違うかもしれませんが、死が近づいたら自分が普通の状態ではないということがわかるのではないかと思います。
まるの前に飼っていた先代のネコは、チロという名前で18歳で亡くなりました。その日は元旦で、雪が降っていて、寒い日だったのに、チロはどうしても外に出るといって、ほとんど歩けないのに、戸口のところまで這っていくんです。いくら止めても聞かないので、仕方なしに外に箱を出して、その中に入れたら、そのままそこで息を引き取りました。

ネコは自分の死を悟ると人前から姿を消すという話を聞きますが、死期を悟るという感覚はネコにもあるんじゃないでしょうか？　もちろん、ネコだけでなく、どんな動物にもあるのではないかと思います。

中川　ネコの視点からがんを考えるという、いささか強引な提案におつきあいいただき、ありがとうございました。今まで気がつかなかったことが見えてきたような気がします。養老先生、今日はどうもありがとうございました。

中川恵一（なかがわ・けいいち）

1960年東京都生まれ。東京大学医学部医学科卒業後、同大学医学部放射線医学教室入局。社会保険中央総合病院放射線科、東京大学医学部放射線医学教室助手、専任講師などを経て、現在、准教授、放射線治療部門長。2003年〜2014年、東京大学医学部附属病院緩和ケア診療部長を兼任。共・著書に『がんのひみつ』『死を忘れた日本人』『がんから始まる生き方』『知っておきたいがん知識』など多数。

医者にがんと言われたら最初に読む本

2020年8月28日　初版第1刷発行

著　者　中川恵一
発行者　澤井聖一
発行所　株式会社エクスナレッジ
〒106-0032　東京都港区六本木7-2-26
http://www.xknowledge.co.jp/
問合先　編集 TEL.03-3403-6796　FAX.03-3403-0582
info@xknowledge.co.jp
販売 TEL.03-3403-1321　FAX.03-3403-1829